AF748364

Suture Chirurgiche

Un manuale pratico sui nodi chirurgici e sulle tecniche di sutura utilizzate in pronto soccorso, chirurgia, e medicina generale

Nathan Orwell

Copyright © 2021 Nathan Orwell

Tutti i diritti riservati.

Questo documento è orientato a fornire informazioni esatte e affidabili in merito all'argomento e alla questione trattati. La pubblicazione viene venduta con l'idea che l'editore non è tenuto a fornire servizi di contabilità, ufficialmente autorizzati o altrimenti qualificati. Se è necessaria una consulenza, legale o professionale, dovrebbe essere ordinato un individuo praticato nella professione.

Non è in alcun modo legale riprodurre, duplicare o trasmettere qualsiasi parte di questo documento in formato elettronico o cartaceo. La registrazione di questa pubblicazione è severamente vietata e non è consentita la memorizzazione di questo documento se non con l'autorizzazione scritta dell'editore. Tutti i diritti riservati.

Le informazioni fornite nel presente documento sono dichiarate veritiere e coerenti, in quanto qualsiasi responsabilità, in termini di disattenzione o altro, da qualsiasi uso o abuso di qualsiasi politica, processo o direzione contenuta all'interno è responsabilità solitaria e assoluta del lettore destinatario. In nessun caso qualsiasi responsabilità legale o colpa verrà presa nei confronti dell'editore per qualsiasi riparazione, danno o perdita monetaria dovuta alle informazioni qui contenute, direttamente o indirettamente.

Le informazioni qui contenute sono fornite esclusivamente a scopo informativo e sono universali. La presentazione delle informazioni è senza contratto né alcun tipo di garanzia. I marchi utilizzati all'interno di questo libro sono meramente a scopo di chiarimento e sono di proprietà dei proprietari stessi, non affiliati al presente documento.

La medicina è un'arte che esercitiamo in attesa di scoprirla.

Émile Deschamps

Indice

INTRODUZIONE 8

CAPITOLO 1 La valutazione della ferita 13

CAPITOLO 2 La chirurgia tra scelta e decisione 21

CAPITOLO 3 La comunicazione medico-paziente 25

3.1 La comunicazione con il proprio gruppo di lavoro 31

CAPITOLO 4 L' anestesia 36

CAPITOLO 5 La cassetta degli attrezzi 45

5.1 Gli aghi da sutura 45

5.2 Il materiale da sutura 49

5.3 Principali caratteristiche del materiale 53

5.4 La strumentazione manuale 62

CAPITOLO 6 L'importanza della sterilizzazione 65

CAPITOLO 7 Le infezioni delle ferite chirurgiche 72

7.1 Klebsiella pneumoniae 74

7.2 Candida albicans 78

7.3 Streptococchi del gruppo D 79
7.4 Altri Gram-positivi aerobi 81
7.5 Bacteroides fragilis 83
7.6. Staphylococcus aureus 84
7.7. Enterococci 85
7.8 Escherichia coli 87
7.9 Pseudomonas aeruginosa 89
7.10 Proteus mirabilis 92

CAPITOLO 8 Gli obiettivi della sutura 95

8.1 Alcuni principi base 99

CAPITOLO 9 I nodi chirurgici 103

9.1 La legatura dei nodi 105
9.2 Tipi di nodi 107
9.2.1 Nodo quadrato 107
9.2.2 Nodo del chirurgo 109
9.2.3 Nodo dell'asino 111
9.2.4 Nodo scorsoio 112
9.2.5 Nodo piano 115
9.2.6 Nodo di Miller 116
9.2.7 Nodo di sangue 117
9.2.8 Nodo di Aberdeen 117
9.2.9 Nodo Forwarder 118
9.2.10 Nodo costrittore 119
9.2.11 Nodo Delimar 120

CAPITOLO 10 Le principali tecniche di sutura: le basi 121

10.1 Sutura interrotta semplice 121
10.1.1 La sutura sepolta semplice 125

10.1.2 La sutura semplice interrotta per l'aggiustamento della profondità ... *126*

10.2 Sutura semplice continua ... 128

10.2.1 La sutura continua intrecciata ... *130*

10.3 Sutura a materasso verticale ... 132

10.3.1 La sutura continua a materasso verticale ... *135*

10.3.2 La sutura a puleggia ... *136*

10.3.3 La sutura lontana e vicina ... *137*

10.3.4 La sutura a materasso verticale semisepolta ... *138*

10.4 Sutura a materasso orizzontale ... 140

10.4.1 La sutura incatenata a materasso orizzontale ... *142*

10.4.2 La sutura continua a materasso orizzontale ... *143*

10.4.3 La sutura a materasso orizzontale rinforzato con striscia.. *144*

10.4.4 La sutura a materasso semisepolta ... *145*

10.4.5 La sutura a materasso sepolta ... *146*

10.4.6 La sutura a materasso invertita ... *147*

10.5 Sutura a otto ... 149

10.6 Suture incrociata interrotta e sutura materasso incrociata.. 151

CAPITOLO 11 Le principali tecniche di sutura: avanzate ...153

11.1 Le suture ibride ... 153

10.2 Le suture dermiche ... 159

11.3 Sutura a borsa di tabacco ... 161

11.4 Sutura di scarico ... 162

11.4.1 Variante: sutura scarico dinamica ... *163*

11.5 Sutura incrociata ... 164

11.6 Sutura Lembert ... 165

11.7 Sutura a reticolo ... 166

11.8 Sutura dermica combinata ... 168

11.9 Ansa di bloccaggio Kessler 169
11.10 Sutura di Cushing 170
11.11 Sutura a sopraggitto 172
11.12 Sutura di Frost 173
11.13 Sutura di Bolster 174

CAPITOLO 12 Cura post-intervento 176
12.1 La medicazione 177
12.2 Cura della ferita 177
12.3 La rimozione delle suture 178
12.4 Il processo di guarigione 180

CONCLUSIONI 186

TEST DI AUTOVALUTAZIONE 188

BIBLIOGRAFIA 198

INTRODUZIONE

Non vi è alcun dubbio nell'affermare che una bella sutura rappresenta un punto di soddisfazione sia per il chirurgo (che finalmente ci è riuscito), e sia per il paziente (che non rimane sfregiato a vita).

Da questo ne consegue che il saper fare una bella sutura è una vera e propria forma d'arte, soprattutto quando ci si trova a dover lavorare in piccoli spazi e in condizioni alquanto difficili, senza nominare le tanto temute complicazioni.

Le suture di chirurgia plastica, quando devono essere eseguite in punti visibili del corpo non devono lasciare alcuna traccia, per far sì che avvenga questo è necessario possedere l'esperienza ma soprattutto la tecnica.

Ma qual è lo scopo della sutura? Ho iniziato col parlare della bellezza, ma è risaputo che non è questo l'obiettivo primario, non è nemmeno quello di lasciare o meno delle tracce, piuttosto direi che la principale ragione risiede nella capacità di ripristinare l'integrità anatomica, favorendo così l'avvio del processo di guarigione.

La guarigione è importante perché non permette la fuoriuscita dei liquidi biologici o altro, ripristinando così il confine tra il corpo e l'esterno. Tra i materiali necessari all'esecuzione della sutura troviamo; gli aghi, il portaaghi, i fili e la pinza. Il chirurgo decide in base a vari fattori la modalità d'intervento e la tipologia di sutura che è meglio eseguire.

A livello storico mi sono più volte interrogato sulle origini stesse di questa pratica, se si osservano i reperti provenienti dal mondo antico è facile comprendere come già fosse presente, per poi venire abbandonata durante i secoli bui del medioevo, in questo periodo veniva impiegato un attrezzo chiamato cauterio. Si trattava di un ferro rovente che veniva posto sulla ferita in modo da stimolare l'emostasi e far urlare il povero malcapitato per il dolore.

Probabilmente questa pratica era utilizzata nella sua forma rudimentale anche nella preistoria, quando è stato rinvenuto il corpo di Otzi, tra i ghiacci sono state trovate varie cose, tra cui un fungo con note proprietà antisettiche. A quel tempo le ossa venivano lavorate per cucire le pelli per coprirsi dal freddo, non è da escludere che conoscessero delle tecniche per riparare le ferite.

Sulla pelle di Otzi sono presenti dei tatuaggi in corrispondenza di alcune lesioni, questo fa pensare all'utilizzo di una forma di pratica sia pur espressa in maniera rudimentale. Ma tutte queste conoscenze non erano in possesso degli ominidi, ma anche di culture più evolute come gli egiziani, gli indiani, i cinesi e molte altre fino a giungere ai giorni nostri.

A prescindere dal lato storico, nel corso di questo libro affronteremo le suture non solo dal punto di vista delle varie tecniche che vanno a delineare le suture semplici da quelle un po' più complicate, ma anche i nodi in modo da apprendere la loro modalità di esecuzione.

Quando si deve eseguire una sutura si seguono diversi passaggi che vanno dalla valutazione fino alla realizzazione della stessa con la tecnica più idonea, dopo essere usciti dall'ambulatorio o dalla sala operatoria è importante sapere come prendersene cura e per quanto tempo. Questo libro si propone con un intento semplice e umile di rendervi questo approccio meno complicato di quello che a prima vista può sembrare.

Nel corso degli anni non solo i materiali ma anche le tecniche hanno subito un maggiore perfezionamento e sviluppo. Oggi tutte le tecniche sono utilizzate in condizioni asettiche e con strumenti che agevolano la lavorazione.

Però va sottolineato che molti principi non sono cambiati con il passare del tempo e devono essere seguiti se si vuole ottenere una sutura di un certo tipo, mantenendo anche l'integrità dei tessuti. Lo scopo della sutura non è solo quello di unire due lembi di pelle, oltre a questo viene impiegata in tantissimi ambiti. Le applicazioni più comuni dove è possibile eseguire una sutura sono:

- La chiusura delle incisioni in questo modo si ha una guarigione primaria
- L'avvicinamento dei margini, in questo caso con il sollevamento di un lembo si ha una guarigione secondaria
- Si incentiva il processo di emostasi soprattutto in presenza di sanguinamento
- Si effettua il legamento dei vasi
- Si pratica l'anastomosi avvicinando l'estremità dei vasi, un esempio è l'intervento di by pass al cuore
- Si riparano nervi o tendini che sono stati recisi
- Si possono ancorare dei tessuti in modo da avere un miglior spazio operatorio durante l'intervento

Taluni credono che la fase di sutura sia semplice, in realtà può rappresentare anche la fase più complicata di un intervento di chirurgia. Se vi è qualche dimenticanza o errore si possono presentare degli inconvenienti nel post-operazione. Molte delle quali includono:

- La rottura della sutura
- Una cicatrizzazione impropria
- Sanguinamenti post-operatori
- Infezioni

- Ernie incisionali

Questo libro vuole offrire una panoramica delle basi che comprendono il processo di sutura ma anche tutto quello che vi ruota attorno, dalla valutazione fino ad arrivare alla scelta della tecnica, senza dimenticare la cura che va fatta sia prima che dopo l'intervento.

CAPITOLO 1
La valutazione della ferita

Le ferite non sono nient'altro se non delle lesioni traumatiche, possono interessare una parte superficiale, oppure profonda. La loro classificazione dipende dalla profondità, dalla morfologia, dalla contaminazione e dalla gravità.

È fondamentale eseguire una prima valutazione perché consente di comprendere l'entità di una ferita, senza dimenticare le ripercussioni che può avere sulla zona interessata o sull'intero organismo.

Generalmente in ambiente ospedaliero si valuta la gravità di una ferita dal codice di ingresso in pronto soccorso. Il colore rosso riguarda le ferite penetranti che possono trovarsi vicino alle funzioni vitali, in tal senso mi riferisco alla testa, al collo, al torace e all'addome.

Il colore giallo viene impiegato per le ferite estese, con una probabile compromissione delle funzioni vitali non ancora in atto. Il verde è impiegato per le ferite superficiali dove non vi è alcun pericolo per la propria vita. Il bianco è utilizzato per le ferite che si sono verificate nell'arco della giornata.

La principale caratteristica di priorità nel trattamento delle ferite è il processo di emostasi, in linea generale viene provocata da una leggera compressione sul punto della ferita. Se la situazione lo richiede si può procedere con la legatura di un vaso, se la ferita risulta profonda si può inserire uno zaffo in modo da fare una revisione poco dopo.

Anche l'amnesi rappresenta una tappa importante, il paziente deve dire al personale medico come si è ferito, non tralasciando i fattori costituzionali, le patologie, le allergie e le terapie in uso. Questo quadro della situazione consente al chirurgo di comprendere quali passi fare.

Il trauma che ha subito consente di capire l'energia in circolo, che in ogni caso è direttamente proporzionale alla massa e alla velocità. Le ferite vengono causate da meccanismi differenti, tra i quali abbiamo:

- La forza di trazione o lo strappamento
- La compressione o lo schiacciamento
- Lo sfregamento o lo strisciamento
- La torsione o lo scoppio

L'agente che ha causato la ferita può essere un oggetto tagliente, un corpo contundente, un'arma bianca o da fuoco. Se la ferita è causata da un'arma bianca si può prevedere non solo la direzione ma anche la lunghezza della stessa.

Nelle ferite da arma da fuoco vi è un foro d'entrata e nella maggior parte dei casi un foro di uscita, però qui a differenza dell'arma bianca non è possibile prevedere con precisione il percorso del proiettile, che può aver causato maggiori danni rispetto a quello che si pensa. Una ferita è causata anche da un intervento chirurgico dove il medico deve suturare la zona cercando di ripristinarla com'era in precedenza.

Ogni ferita può presentare un grado di contaminazione differente, questo dipende in gran parete dall'ambiente, se mi faccio un taglio con il coltello o con un ferro arrugginito, la contaminazione sarà completamente differente nei due casi.

Inoltre, gioca un ruolo fondamentale la tipologia del trauma, la presenza di corpi estranei all'interno e soprattutto quanto tempo è trascorso. Nelle ferite provocate da morsi vi è un altro grado di contaminazione, che può portare ad una severa infezione. Se è dall'evento è passato un po' di tempo è possibile prevedere dei ritardi inerenti al processo di guarigione.

Tendenzialmente dopo tre ore inizia nel corpo la proliferazione batterica, questo comporta un aumento del rischio di infezione. La fase successiva prevede l'esame obbiettivo dove si valuta la forma e lo stato della cute. In questa osservazione è fondamentale accertarsi che non vi siano fratture o delle compromissioni a carico dei muscoli, dei nevi o dei vasi.

Non tutte le zone sono uguali, se mi ferisco alla testa avrò un rischio minore di infezione rispetto al piede o alla mano. Il volto quando subisce una ferita ha il problema dell'estetica che si può risolvere con delle suture apposite, ma non corre un elevato rischio di versare in un'infezione rispetto ad altre zone del corpo.

Le mani come i piedi hanno un altro grado di funzionalità essendo delle zone anatomiche ricche di tendini e nervi. Poi vi sono delle zone del corpo che per loro natura presentano un'alta carica batterica, come i genitali, la bocca, Il naso e le ascelle. Nella fase di prima diagnosi è necessario accostare ove necessario delle opportune valutazioni radiologiche.

Le ferite si possono distinguere anche per la forma che presentano, in questo caso possiamo avere:

- Abrasioni: coinvolgono gli strati superficiali
- Ferite con lacerazioni: viene causata da un movimento forte di trazione, può avere all'interno dei corpi estranei
- Amputazioni: sono necessarie quando la parte infetta non è più recuperabile o rischia di compromettere la salute del paziente
- Ferite da taglio: in base all'oggetto che ha causato il taglio si riesce a capire la profondità, in questo caso

la cicatrizzazione è più semplice e i danni alla cute sono marginali

- Ferite da punta: presenta una minima apertura e il resto non è visibile ad occhio nudo
- Contusioni con lacerazione: viene causata da un movimento forte di trazione

Oltre alla sede e alla forma è fondamentale riuscire a comprendere lo stato di salute della cute soprattutto se si sono verificati dei traumi con un energia elevata che comportano un alto rischio di infezioni. Le informazioni raccolte in questa fase del processo valutativo servono a dirigere la strategia del medico.

Una prima chiusura della ferita si può fare se i margini sono avvicinabili senza causare troppa tensione e se non vi è in atto alcuna infezione. Il processo di guarigione in questo caso avviene per riepitelizzazione a cui segue una cicatrice con caratteristiche lineari.

Una seconda chiusura può essere messa in atto quando i margini non sono regolari e nemmeno avvicinabili. In questo caso la guarigione avviene per retrazione, con una cicatrice abbastanza evidente. Se la ferita è infetta è necessario attendere la guarigione dell'infezione per poi procedere con la chiusura dei bordi.

Le ferite come abbiamo precedentemente detto sono delle lesioni a carico dei tessuti, possono formarsi con un agente meccanico o meno, e presentano un diverso grado di profondità e direzione. Vengono classificate a seconda:

- Organi coinvolti
- Agente scatenante
- L'azione
- Il tipo di lesione

Le tappe che fanno parte del processo sono in tutto otto, nello specifico:

1. L'emostasi
2. L'anamnesi
3. Pulizia
4. Anestesia
5. Verifica della ferita
6. Irrigazione
7. Intervento
8. Medicazione

Le ferite hanno una loro priorità che varia a seconda della gravità, i codici sono:

- Rosso: riguarda le ferite penetranti con elevata compromissioni delle funzioni vitali
- Giallo: riguarda le ferite estese che hanno una possibile compromissione a livello delle arterie o vene, presentano un elevato sanguinamento. In

questo caso un ritardo nell'intervento che può compromettere le funzioni vitali

- Verde: sono ferite non sanguinanti
- Bianco: sono ferite verificatesi nelle ultime 24 ore

In presenza di una ferita è bene procedere secondo le seguenti tappe:

- Emostasi
- Compressione in loco per qualche secondo
- Sollevamento dell'arto in modo da diminuire il sanguinamento o compressione dove è possibile
- Anestesia con agente vasocostrittore
- Legatura del vaso
- Sutura

Quando ci troviamo di fronte ad un paziente è bene prendere in considerazione i fattori seguenti:

- Costituzione e stile di vita
- Età
- Alimentazione
- Peso
- Altri fattori come alcolismo o tabagismo
- Patologie a carico del sangue
- Patologie a carico del sistema immunitario
- Patologie del sistema connettivo
- Le caratteristiche dell'evento traumatico

- Il grado di contaminazione
- Quando è avvenuto l'evento

Va considerato anche il meccanismo e con quale combinazione è avvenuto. Ogni tipologia di ferita implica una forza differente, se si considerano delle forze pari in direzioni diverse si hanno differenti varietà di ferite. La contaminazione è maggiore non solo in rapporto all'ambiente ma anche alla cura stessa della ferita.

La conoscenza dell'epoca del trauma ci permette di capire la strategia da mettere in atto, soprattutto in rapporto alla proliferazione batterica che avviene dopo un trauma. Quando la sutura viene eseguita in ritardo il rischio di infezione è nettamente maggiore. Nelle ferite semplici tutto questo è irrilevante, anche se non vanno trascurate. La sutura è consigliata:

- fino ad un massimo di 19 ore per le ferite non infette in un paziente sano e in qualsiasi zona del corpo
- fino ad un massimo di 24 ore sul viso per le ferite non infette in un paziente sano.

È importante prima di arrivare in sede di sutura, riuscire a comprendere una serie di caratteristiche fondamentali che permettono di avere un quadro della situazione più definito.

CAPITOLO 2
La chirurgia tra scelta e decisione

Sia il termine scelta che quello di decisione esprimono dei concetti che tendono ad essere considerati complementari, un po' come se volessero dire o significare la medesima cosa pur essendo due termini differenti.

Per non complicare ulteriormente le definizioni, l'etimologia rappresenta un valido aiuto. Scegliere deriva da ex-eligere, che significa prendere la parte migliore. Decidere ci porta un messaggio differente che riguarda l'esclusione, entrambi fanno riferimento a due processi conoscitivi differenti. Se in medicina si sceglie e alcune volte si decide, può valere il medesimo discorso anche in ambito chirurgico?

Il processo mentale che lavora dietro ad una scelta si compone di differenti elementi tra cui:

- la conoscenza e la cultura
- l'esperienza singola o quella data dal gruppo di lavoro

- la corretta valutazione del contesto e dell'ambiente
- la valutazione dei mezzi a disposizione

La riflessione su questi elementi ci indica la strada da intraprendere in una specifica situazione. Questo richiede un confronto non solo con altri professionisti, ma anche con il paziente che deve poter essere informato sulla sua situazione clinica.

Dopo la diagnosi si valutano le opzioni chirurgiche/terapeutiche da affrontare, non vi è dubbio che il chirurgo in questa fase sia uno degli attori principali, se prima la sua libertà in un certo senso era totale ad oggi si deve relazionare con quella del paziente e anche con altri professionisti.

Il processo che conduce verso una scelta presuppone la piena conoscenza del caso clinico e delle linee guida da seguire. Non si può non coinvolgere non solo il paziente ma anche la sua famiglia perché fanno parte del processo della scelta.

Un paziente informato si mostra maggiormente consapevole nei riguardi dell'iter terapeutico da seguire, in questo modo, tende a condividere la strategia e di conseguenza anche i risultati saranno migliori. L'intervento chirurgico di per sé rappresenta un atto irreversibile, pertanto la valutazione dei costi e dei benefici necessita di un approccio oggettivo specifico.

Un altro elemento del processo di scelta riguarda il criterio dell'appropriatezza, questo punto ha una forte connotazione clinica soprattutto se lo si considera in termini economici. La scelta del setting assistenziale fa parte degli obiettivi in materia finanziaria, soprattutto in termini sia di progresso ma anche di risparmio sui costi, che in una struttura ospedaliera sono ingenti.

Anche i modelli di ricovero sono cambiati e vengono valutati a seconda del rischio, in modo da definire la degenza secondo le necessità. Inoltre, ci sono degli interventi che necessitano dell'equipe e altri che richiedono un solo chirurgo.

La decisione comporta un processo conoscitivo differente, lo si può osservare ad esempio nella chirurgia d'urgenza, qui gli elementi valutativi sono scarsi perché non c'è tempo di sondare quando si ha la componente tempo che pressa, altre priorità obbligano a seguire un certo percorso.

L'atto chirurgico collima il più delle volte con l'atto diagnostico, il processo conduce a scartare le ipotesi meno favorevoli in vista di una soluzione migliore.

Il chirurgo deve riuscire a fare la valutazione in tempi stretti dove il binomio è costituito dall'operare o dal non operare. Il critico letterario Cesare Cases sosteneva che l'uomo "si definisce scegliendo e scartando", noi possiamo dire che il chirurgo si definisce "scegliendo e decidendo".

Sia la scelta che la decisione sono da considerarsi dei paradigmi della responsabilità, su queste basi si deve predisporre l'atteggiamento del chirurgo, in particolar modo verso i problemi che deve affrontare nel corso della professione medica. Questa professione prevede il senso etico al centro dei pensieri.

CAPITOLO 3
La comunicazione medico-paziente

Fino agli anni Ottanta del secolo scorso, lo stile del medico nelle comunicazioni cliniche si presentava come innato oppure appreso grazie ai professionisti coinvolti nella sua formazione.

Negli anni a venire tale prospettiva si è leggermente modificata grazie alla spinta di due considerevoli aree di ricerca: in primo luogo, si è riuscito a dimostrare che gli stili comunicativi attenti al vissuto del paziente si mostravano molto più efficaci, anche in merito agli interventi proposti.

In secondo luogo, si è potuto dimostrare che questi stili comunicativi possono essere insegnati e appresi, attraverso dei corsi dedicati. La medicina non può prescindere da una buona comunicazione, questo è un elemento che bisogna tenere in considerazione.

Per lungo tempo l'approccio medico si è sempre focalizzato sulla malattia, tant'è che rappresentava lo stesso agire del medico. Oggi è fondamentale riuscire a formulare una diagnosi corretta per poi intervenire con delle scelte terapeutiche adeguate.

La comunicazione con al centro la malattia ha subito forti critiche a partire dagli anni Cinquanta del secolo scorso. Engel ha proposto in opposizione al modello orientato alla malattia, un modello Bio psicosociale. In quanto secondo lui non è possibile comprendere fino in fondo la malattia, se non se ne comprendono anche altri aspetti, come quelli biologici e psicologici.

Sul piano teorico sembra tutto molto semplice, i problemi iniziano a farsi sentire su quello operativo, perché non si riesce a trovare un applicazione pratica definitiva. In sostanza non si riesce a capire quale potrebbe essere l'aspetto di una conversazione orientata in questo senso.

Dagli anni Ottanta in avanti la medicina orientata verso il paziente, si pone come scopo della visita medica il raggiungimento di una diagnosi il più possibile corretta. Questo approccio conduce ad una maggiore comprensione del vissuto del paziente, dei suoi pensieri in modo da individuare delle strategie adeguate da mettere in atto.

La medicina orientata al paziente ha come proposito quello di limitare il riduzionismo della medicina focalizzata solo sulla malattia. Il metodo di cui si avvale è contraddistinto dallo sforzo di raccogliere quelle parti del vissuto del paziente utili al medico, fornendo così una strategia applicabile alle valutazioni fatte in sede clinica.

Non è possibile eludere il contesto, le idee, le aspettative e quant'altro derivante dal luogo familiare, culturale e sociale al quale si appartiene. Questo mondo è chiamato "contesto" dalla medicina centrata sul paziente.

Lo stesso concetto lo si ritrova anche nell'approccio orientato verso la malattia, in questo caso viene riconosciuta l'importanza dell'attività lavorativa in relazione allo sviluppo di alcune patologie.

Nella medicina orientata sul paziente si utilizza il termine contesto in una visione maggiormente allargata, non solo per collegare alcuni aspetti della sua vita con la malattia, ma anche facendo capo all'esperienza e ai sintomi. Solitamente, tutto ha inizio con la comparsa di un sintomo, in quel momento ci si rende conto che qualche elemento non funziona come dovrebbe.

In maniera similare al contesto in entrambi gli approcci è possibile ritrovare il concetto di "conseguenze", con questo termine si indica l'insieme di idee che il paziente formula in merito al suo stato di salute. I pensieri che gli passano per la testa possono avere una forma realistica oppure no, soprattutto in relazione con il proprio futuro. Lo stesso evento può avere un peso differente in due pazienti che svolgono due lavori agli antipodi, prendiamo l'esempio di una frattura, se questo evento succede ad un calciatore, avrà una diversa importanza rispetto ad una persona che non ha basato la propria esistenza sulle prestazioni fisiche.

Un elemento importante in una conversazione è rappresentato dalla capacità di ascoltare. Sembra così difficile stare non solo in silenzio ma utilizzare lo spazio che è tutt'altro che vuoto, per dedicare completamente l'attenzione all'altro.

Il silenzio in questo caso è anche partecipe, si caratterizza su due elementi che sono l'interesse e il rispetto. Può sembrare semplice da utilizzare ma in realtà è un aspetto tra i più difficili all'interno di una comunicazione.

Succede spesso che le parole del paziente vengano interrotte dal medico attraverso una domanda chiusa, come sappiamo questo genere di formulazione non consente una replica esaustiva, ma solo un affermazione o una negazione. Molti studi hanno evidenziato come un periodo di ascolto di soli due minuti riesca ad apportare più informazioni di una serie di domande.

Se il paziente non sa come proseguire nella sua narrazione il medico lo può sollecitare incoraggiandolo ad andare avanti, anche con dei gesti del corpo che invitano l'altro a proseguire. Questo insieme di tecniche e metodi hanno come obiettivo la facilitazione del racconto tra il medico e il paziente.

Il medico mentre è impegnato a raccogliere le informazioni, deve anche riuscire a verificare attraverso la comprensione quello che gli viene detto. Questa tecnica efficace si chiama ricapitolazione.

Si possono utilizzare delle espressioni empatiche sia utilizzando la parola ma anche la mimica o i gesti, è importante riuscire a trasmettere il proprio stato emotivo, quest'ultimo generalmente non nasce dal medico ma dal paziente che versa in uno stato particolare, il medico ha il compito di raccoglierlo per poi restituirlo al paziente.

Gli scambi comunicativi non avvengono mai in maniera casuale, dietro vi è una precisa struttura che ne regola la successione, questo modus operandi viene controllato interamente dal professionista. Il medico pertanto può decidere il tempo da dedicare alla visita, lo spazio da dare alle domande del paziente e quando terminare l'appuntamento.

In una visione tradizionale questo schema procedeva attraverso una serie di domande chiuse, le quali partivano da un esame obiettivo fino alla prescrizione della terapia o di altre tipologie di intervento. Il paziente in tutto questo ricopriva la funzione di spettatore, in quanto la sua partecipazione era sostanzialmente passiva.

Quando ci si concentra sul paziente il medico dovrebbe riuscire a comprendere di più la situazione del suo assistito.

Se il paziente si sente libero di esprimersi si può creare un'alleanza proficua e collaborativa. Il termine "alleanza" implica una relazione più ugualitaria, anche se la responsabilità ultima ricade sempre sulla figura del medico. Per sintetizzare, una struttura comunicativa si divide in:

- una fase dove le informazioni vengono raccolte e le stesse vengono controllate
- una fase dove le informazioni vengono date e viene controllata l'altrui comprensione

Nel processo della comunicazione è indispensabile inglobare la multiculturalità. I medici entrano in contatto con pazienti di culture differenti, talvolta ci si trova davanti a dei concetti che sembrano lontani dalla comprensione attuale. Tutte queste differenze possono costituire delle barriere a livello della comunicazione, se si riuscisse a superarle credo che i risultati non si farebbero attendere.

Probabilmente si rende necessaria ai medici un'ulteriore formazione, che comprende i differenti punti di vista sul mondo e su tanti altri temi. Tutto questo essenzialmente è utile per capirsi di più, abbattendo così gli stereotipi e i pregiudizi.

3.1 La comunicazione con il proprio gruppo di lavoro

La comunicazione da un'impronta decisiva anche al modo in cui lavoriamo, e ci relazioniamo con gli altri. Diversi studi affermano che la comunicazione detiene un ruolo fondamentale nel rapporto con i pazienti e non solo. Chi opera nel settore medico deve disporre di alcune attitudini imprescindibili.

Secondo l'Institute of Medicine e l'Organizzazione Mondiale della Sanità. "La competenza richiede conoscenze, attitudini e abilità osservabili meccaniche o intellettuali che insieme concorrono alla erogazione di una specifica prestazione professionale". Poletti ci ha fornito un esaustiva definizione di competenza: "Una persona è competente" quando possiede:

- le risorse necessarie ad affrontare e gestire situazioni nelle quali possono servire differenti qualità
- la capacità mentale di processare le conoscenze per poi applicarle ai diversi problemi che si possono presentare, in questo caso si fa riferimento alla teoria ma anche alla pratica data dall'esperienza
- le competenze che permettono di agire con prontezza
- una determinata maturità emotiva che consente di affrontare con padronanza di sé le diverse situazioni in maniera razionale
- l'adozione di principi etici nello svolgimento delle proprie azioni

Un operatore sanitario:

- deve riuscire a riconoscere il valore della comunicazione, andando poi ad applicare tutto quanto ritiene necessario al contesto, sia in termini valutativi che decisionali
- deve riconoscere i problemi legati alla comunicazione e al tempo stesso comprendere quelli che potrebbero essere gli strumenti da utilizzare per aumentarne l'efficacia
- cercare di prevenire ogni fenomeno avverso nell'ambiente lavorativo
- riuscire a comunicare efficacemente con tutti gli attori coinvolti e non solo con il paziente
- implementare delle strategie comunicative per meglio organizzare il gruppo di lavoro

La capacità di comunicare, come vedremo, non la si può confinare ad una mera acquisizione di tecniche perché necessita di una grande consapevolezza rispetto a molteplici aspetti. Questa tematica permette di interrogarsi e in un certo senso riscoprirsi, non va a migliorare solo un aspetto della vita ma la cambia a 360°. I miglioramenti non sono circoscrivibili alla sola area lavorativa, sia che lo vogliamo o meno comunichiamo nelle situazioni più disparate.

Watzlawick nel suo prima assioma ci dice che: "Non si può non comunicare, attività, inattività, parole, silenzi sono messaggi che influenzano gli altri", solo da questo evince la grande importanza della comunicazione, con il nostro comportamento influenziamo gli altri e ne veniamo influenzati; pertanto, ogni atto è importante indipendentemente dal fatto che venga espresso con le parole o con le azioni.

Attraverso la comunicazione le persone interagiscono e la cultura organizzativa prende una forma più definita. Si pone come uno strumento necessario perché, oltre a collaborare al raggiungimento degli obiettivi di cura, sviluppa le relazioni tra le persone e determina il clima della unità operativa.

In un'ottica di obiettivi di cura va segnalato che la comunicazione efficace tra i collaboratori contribuisce al senso di sicurezza nel paziente, la cattiva comunicazione provoca il processo contrario.

Per sviluppare le competenze comunicative è importante non rimanere fermi allo studio o alla teoria. La riflessione e il confronto con i colleghi può portare del beneficio. Tutte queste capacità si allenano con la dovuta pratica, è fondamentale prestare attenzione non solo a quello che viene detto ma soprattutto a quello che non viene detto.

La comunicazione von verbale non è in grado da sola di generare una cultura, si è dovuto attendere la nascita della parola per dare origine alla "cultura" dell'uomo. La parola a differenza dei gesti ci permette di dare una maggiore definizione al pensiero, senza dimenticare l'effetto cornice generato dal linguaggio non verbale.

La gestualità, la postura e le micro-espressioni sono in rapporto con le emozioni. L'atto comunicativo in tutte le sue sfaccettature racconta chi siamo. Per questa ragione è opportuno conoscere questo mondo per comprendere meglio noi, ma anche gli altri, Il saper comunicare bene non contempla solo un linguaggio alto, ma anche tutta una serie di elementi che fanno da contorno a quello che diciamo e che sono in grado di dargli valore o meno.

Anche il confronto con gli altri è importantissimo, perché si può rivelare un'occasione di crescita o di revisione. Questo confronto sulle situazioni che possiamo incontrare o abbiamo vissuto, può essere incentivato durante le riunioni, le comunicazioni, o altre occasioni.

Come abbiamo visto rappresenta una situazione comune durante la pratica il fatto di dover spiegare non solo ai pazienti ma anche ai loro familiari il contesto clinico. Infatti, i medici si trovano a dover spiegare ai pazienti e ai loro familiari la situazione clinica in cui versano. Purtroppo, capita spesso di trovarsi di fronte a persone sconcertate e spiazzate dalla situazione appena illustrata, sia dal punto di vista medico che da quello assistenziale. Certo, tutto questo riguarda le competenze basiche della comunicazione, da qui in avanti si andranno a formare tutte le declinazioni legate all'ambiente lavorativo.

CAPITOLO 4
L' anestesia

L'anestesia può essere sia locale che generale. Quella locale è impiegata per anestetizzare e quindi inibire la sensazione del dolore, viene indotta con dei farmaci appositi inoculati nella zona dell'intervento.

Risulta essere la prima scelta per gli interventi piccoli o comunque poco invasivi, inoltre, questa tipologia di farmaci è utile anche per la gestione del dolore nel dopo-intervento. Quella locale come anestesia rispetto ad altre forme più importanti può essere eseguita dal medico senza che vi sia la presenza dell'anestesista.

Questa anestesia non presenta particolari controindicazioni e non implica la perdita di coscienza del paziente, che può rimanere vigile. Se necessario è possibile somministrare al paziente dei farmaci calmanti, soprattutto per i soggetti ansiosi o particolarmente agitati.

I vantaggi dell'anestesia locale rispetto ad una profonda sono:

- Minori rischi soprattutto dal punto di vista cardiovascolare
- Un minore tempo di osservazione
- Minori effetti collaterali rispetto ad un'anestesia totale
- Una riduzione dello stress che tende a manifestarsi quando è necessario essere sedati completamente

L'anestesia locale viene impiegata:

- Suture di ferite
- Suture delle lacerazioni
- Rimozione delle cisti cutanee
- Interventi di dermatologia
- Odontoiatria
- Interventi di chirurgia plastica
- Interventi otorinolaringoiatrici
- Interventi di chirurgia vascolare

Negli interventi più importanti l'anestesia locale viene impiegata per la gestione del dolore post-operatorio. Solitamente al termine dell'intervento si somministra il farmaco tramite infiltrazione nella ferita.

Prima della somministrazione del farmaco il paziente deve informare il medico se sono presenti delle patologie, eventuali allergie e terapie farmacologiche in atto. Per quanto riguarda l'anestesia locale non è necessario che il paziente si sottoponga ad un digiuno post-operatorio.

Tendenzialmente viene somministrata:

- Per via topica, in questo caso l'azione non è immediata poiché il principio deve essere assorbito dalla pelle
- Per iniezione sottocutanea

La puntura non è dolorosa, si inizia a sentire gli effetti dell'intorpidimento poco dopo, quando la parte non presenta sensibilità si può iniziare ad operare. La durata del farmaco iniettato dipende dai seguenti fattori:

- La zona dove viene fatta l'iniezione
- La tipologia di farmaco impiegata
- Le caratteristiche del paziente

Negli anestetici sono presenti delle sostanze che ne consentono un migliore e rapido assorbimento. Se l'infiammazione è importante, l'anestetico può non funzionare come dovrebbe, questo non dipende dal farmaco, ma dall'aumento della vasodilatazione che permette una fuga del principio attivo dal luogo dell'iniezione.

Il principio attivo presente nell'anestetico blocca degli specifici canali sulle membrane delle cellule nervose, in modo da impedire alla cellula di trametttere l'impulso nervoso con il messaggio del dolore al cervello.

Ci sono diversi tipi di anestetici, ognuno di loro differisce in base a proprie caratteristiche, tra le quali osserviamo:

- velocità d'azione
- durata complessiva dell'effetto
- concentrazione minima di farmaco per definire l'efficacia
- velocità di metabolizzazione da parte dell'organismo.

Nello specifico in merito alla durata distinguiamo:

- Procaina e Clorprocaina - 30 minuti
- Lidocaina e Prilocaina – 60 minuti
- Bupivacaina, Levobupivacaina, Tetracaina e Ropivacaina – 160 minuti

Il medico a seconda del tipo di intervento da eseguire deve scegliere il farmaco che meglio si presta alla situazione, lo stesso può essere somministrato più volte. Se l'intervento è lungo, può essere inserito in zona un piccolo catetere in modo da somministrare il farmaco in modo continuo.

I principali anestetici sono:

- Lidocaina

È uno tra i più utilizzati in medicina, può essere impiegato come anestetico, come farmaco antiaritmico e a livello topico nei casi di bruciore o prurito. Avendo una particolare tossicità neurologica non viene impiegato nell'anestesia spinale.

- Bupivacaina e Ropivacaina

Sono due anestetici molto similari. Sono impiegati per gli interventi che necessitano di una certa durata. Questi componenti si trovano anche in altre tipologie di anestesie come l'epidurale e la spinale. La loro caratteristica principale è quella di anestetizzare le fibre deputate alla trasmissione del dolore, tralasciando quelle coinvolte nel movimento; pertanto, il paziente non sente il dolore ma può muoversi.

- Associazione tra l'anestetico e un vasocostrittore

Può succedere che gli anestetici vengano associati a questa tipologia di farmaci, l'obiettivo principale risiede in una migliore efficacia dell'azione anestetica, comprendendo anche una durata più lunga.

Quando l'anestesia finisce i suoi effetti, il paziente può ritornare alle normali attività a patto che non vi siano degli accorgimenti specifici dettati dal medico e dalla situazione. L'anestesia locale non è priva di effetti collaterali, anche se a dire il vero il loro manifestarsi è piuttosto raro. Tra quelli più comuni ritroviamo:

- Cefalea
- Confusione
- Brividi
- Formazione di ematomi o edemi
- Infezioni del sito di iniezione
- Sensazione di gusto metallico in bocca
- Ronzii auricolari
- Ipotensione
- Astenia
- Visione leggermente offuscata

Se all'anestesia viene associata l'adrenalina è possibile che si verifichino delle conseguenze importanti, le quali possono portare ad un ischemia localizzata per danneggiamento del nervo coinvolto. Il rischio maggiore può essere rappresentato da reazioni allergiche verso le varie componenti dei farmaci in uso.

In caso di sovradosaggio si deve intervenire immediatamente per non inficiare la funzionalità dell'intero organismo, tra i principali sintomi vanno segnalati:

- crisi epilettiche
- disturbi psichici di varia natura
- agitazione psicomotoria
- turbe visive
- tachicardia,
- pressione alta

- aritmie

Se la tossicità relativa al farmaco non viene rilevata con una certa prontezza è possibile andare incontro a queste manifestazioni che possono portare al decesso del paziente:

- Convulsioni
- Arresto cardiocircolatorio
- Coma
- Morte

La manifestazione dei sintomi può avvenire immediatamente o può essere ritardata di circa trenta minuti nel caso di sovradosaggio. Quando il medico riconosce i sintomi procede alla somministrazione di farmaci che vanno a diminuire l'impatto tossico dell'anestetico. Generalmente si procede con un emulsione lipidica somministrata in vena.

Per quanto riguarda l'anestesia generale possiamo dire che la sedazione coinvolge non solo la zona trattata ma anche la perdita di coscienza da parte del paziente. Questa perdita è assolutamente reversibile e controllata.

La sedazione a livello minimo è solitamente data per tenere a freno gli stati d'ansia, in questo caso non vi è un effetto sulla consapevolezza, il paziente è in grado di fornire delle risposte anche in relazione agli stimoli esterni sia di natura verbale che tattili.

In quella profonda il paziente risponde agli stimoli particolarmente dolorosi o ripetuti. I pazienti sottoposti all'anestesia completa presentano una perdita di coscienza totale. Questo significa che tutto quello che avviene non può essere ricordato in quanto il paziente non ne ha coscienza.

Per raggiungere questa perdita di coscienza, viene fatta una miscela degli agenti deputati all'anestesia. Lo stato di sedazione al contrario non permette da un lato di avvertire il dolore, ma dall'altro consente di rimanere coscienti su quello che accade intorno.

La sedazione non presenta tutti gli effetti collaterali che possono manifestarsi in un'anestesia generale. La scelta tra le due come abbiamo visto varia in base al tipo di intervento e al modo di operare del medico. Vi sono alcuni medici che tendono a preferire un'anestesia generale, perché in questo modo hanno un maggiore controllo sulle vie respiratorie, non dovendosi continuamente preoccupare dell'ossigenazione. Ciò nonostante, il tempo di ristabilimento dalla sedazione è in genere più rapido con l'anestesia generale. In entrambi i casi, i pazienti sono tenuti a digiunare parecchie ore prima della loro operazione, questo poi tende a cambiare a seconda dell'intervento. La durata minima di digiuno è di sei ore.

L'anestesia permette di non sentire il dolore e in campo medico questo rappresenta una vera e propria rivoluzione, se oggi la diamo per scontata, dobbiamo tenere presente che la sua invenzione è una cosa piuttosto recente se consideriamo il tempo dell'uomo sulla terra. Il medico è la figura responsabile in grado di capire qual è il miglior modo per eseguire l'intervento, così da avere minori complicanze possibili in favore di un buon risultato.

CAPITOLO 5
La cassetta degli attrezzi

Per eseguire una sutura perfetta è necessario dotarsi di due strumenti; l'ago chirurgico e il materiale da sutura. In questo capitolo vedremo tutti gli attrezzi necessari per una corretta esecuzione. Riassumendo:

- un portaaghi
- l'ago da sutura
- una forbice da sutura
- una pinza chirurgica
- un filo per la sutura

5.1 Gli aghi da sutura

Questa tipologia di aghi è l'ideale per chiudere correttamente i vari tessuti con il materiale da sutura. Va tenuto conto che un ago da sutura per essere funzionale deve possedere:

- Flessibilità in modo da piegarsi senza arrivare ad un punto di rottura

- Resistenza ai movimenti di torsione
- L'affilatura deve permettere una penetrazione immediata nei tessuti
- L'usabilità deve consentire di maneggiarlo senza difficoltà
- Le dimensioni contenute sono ideali per produrre il minimo trauma a carico dei tessuti

Il materiale con cui viene realizzato l'ago è l'acciaio inossidabile, le sue caratteristiche lo rendono ideale per l'esecuzione degli interventi di sutura. L'ago è composto da tre elementi: la cruna, il corpo e la punta.

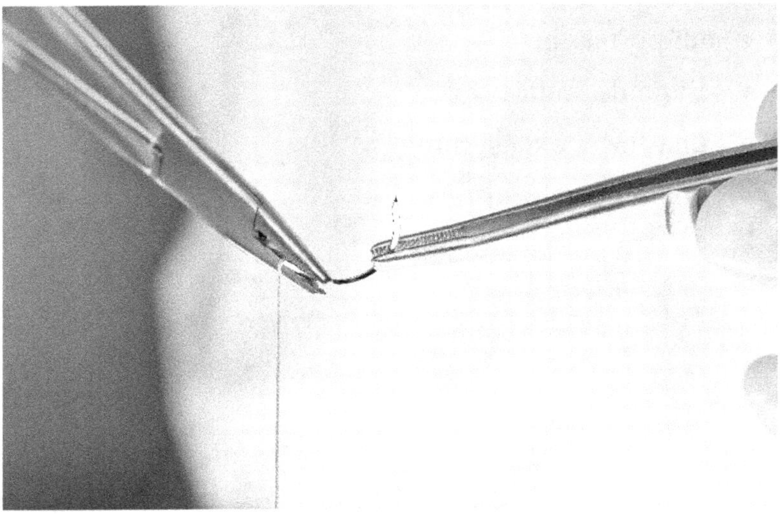

L'estremità dell'ago accoglie il materiale necessario per suturare. Nell'ago può esserci la cruna oppure no, gli aghi senza la cruna vengono chiamati a spirale, il filo da sutura è posto al loro interno, grazie alla conformazione e al fatto che vi è solo un filo, creano un minor danno tissutale rispetto a quelli che hanno la cruna. Per fissare il materiale da sutura in questa tipologia di ago si procede con la perforazione laser nella coda dell'ago o il fissaggio a canale nell'estremità dell'ago.

Gli aghi con la cruna presentano un doppio filo e talvolta un nodo, pertanto, nel chiudere le suture si può presentare una maggiore perdita ematica o il rischio di un'infezione. Essendo monouso non hanno problemi di sterilizzazione o di affilatezza della punta.

Il corpo dell'ago può avere una forma dritta o curva. La curvatura è disponibile in diversi gradi riassunti nell'elenco qui sotto, la tipologia più diffusa per le suture è quello a 3/8 di cerchio:

- 1/2 cerchio
- 1/4 di cerchio
- 3/4 di cerchio
- 3/8 di cerchio
- 5/8 di cerchio

Tipo di ago	Utilizzo in chirurgia
Ago dritto	È utilizzato di rado
Ago semi curvo	È impiegato nella chirurgia laparoscopica
Mezzo cerchio	È impiegato per gli interventi chirurgici oftalmici o nella microchirurgia
1/4 di cerchio	È impiegato nella sutura di ferite superficiali
3/8 di cerchio	È impiegato negli spazi piccoli, come ad esempio il peritoneo o le vie respiratorie
5/8 di cerchio	È impiegato per le suture profonde in quanto non necessita di spazio per la rotazione

La punta dell'ago è il primo contatto di penetrazione con il tessuto, le punte sono classificate per la forma della sezione trasversale. Questa forma indica la capacità dell'ago di perforare i tessuti. Ad esempio, nelle suture dove sono presenti tessuti duri è preferibile utilizzare la forma appuntita perché penetra molto più facilmente. Nella tabella sottostante è possibile osservare questo valore in associazione alla sua usabilità.

Tipo di punta	Tipo di sezione	Tipologia di intervento
Corpo rotondo smussato	Circolare con punta arrotondata	Indicato per gli occhi e tessuto parenchimale
Corpo rotondo rastremato	Circolare con punta molto sottile	Indicato per i visceri della parete addominale, muscoli e peritoneo
A taglio inverso	Tagliente sulla superficie convessa	Indicato nei tessuti soggetti a lacerazione
Tagliente	Tagliente sulla superficie concava	Indicato nei tessuti duri
A spatola	Sezione trapezoidale	Indicato nella microchirurgia

Nell'immagine sottostante è possibile osservare le diverse tipologie di punta

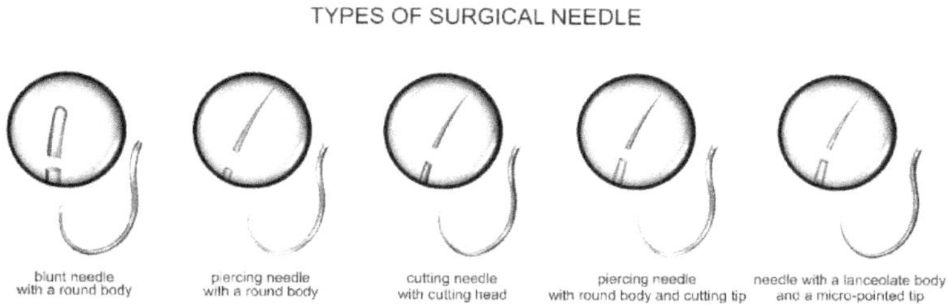

5.2 Il materiale da sutura

Il materiale da sutura ha il compito di mantenere uniti i tessuti per tutta la fase del post-intervento. Per essere considerato idoneo deve possedere determinate caratteristiche, che riguardano l'integrità strutturale, ad esempio, non si deve sfilacciare per il rispetto del tessuto. Riassumendo:

- Non deve causare allergie o irritazioni
- Dev'essere sterile per non compromettere la ferita con eventuali infezioni
- La sua usabilità dev'essere semplice
- Deve riuscire ad assorbirsi adeguatamente durante il processo di guarigione
- Le sue componenti devono garantire una certa resistenza, pertanto non si deve rompere e nemmeno sfilacciare, inoltre, deve resistere ai movimenti di trazione fino alla completa guarigione
- Il costo dev'essere adeguato alle sue caratteristiche

Il materiale da sutura si suddivide in diverse tipologie, pertanto possiamo avere delle fibre naturali o sintetiche. Nel corso del tempo i materiali "naturali" hanno lasciato il posto a quelli sintetici (non in tutti i paesi), in quanto quest'ultimi presentano tre vantaggi ben definiti:

- Meno reazioni allergiche o a carico del tessuto
- Maggiore resistenza
- Un elevato tasso di assorbimento

I materiali naturali a dispetto di quelli sintetici presentano un costo inferiore e vengono impiegati dove il fattore prezzo è un elemento decisivo. Tra le fibre naturali ritroviamo la seta, il lino e il cat-guy, tra quelle sintetiche, il Nylon, Prolene e il Vicryl.

Un materiale viene definito **assorbibile** quando viene assimilato dagli enzimi del corpo umano o per idrolisi, una reazione che porta allo scioglimento attraverso diverse reazioni chimiche molecolari in un lasso di tempo variabile.

Questo processo deve iniziare quando la ferita è giunta a guarigione. Altrimenti verrebbe meno lo scopo della sutura stessa. L'assorbimento può essere influenzato da diversi fattori tra cui:

- La tipologia del materiale impiegato
- Dalla situazione clinica del paziente

- Dalla zona in cui è stato eseguito l'intervento e la relativa sutura

Le suture con materiale assorbibile sono indicate nelle zone interne del corpo e non in quelle superficiali, la ragione è alquanto semplice, non è possibile riaprire la ferita di un paziente per rimuovere un filo!

Un materiale viene definito **non assorbibile** quando è necessario un determinato supporto tissutale, generalmente viene rimosso manualmente quando la guarigione è giunta al termine. Nella tabella sottostante è possibile osservarne una classificazione.

Fibre naturali		**Fibre sintetiche**	
Assorbibili	Non assorbibili	Assorbibili	Non assorbibili
Cat-guy Cat-guy cromico	Lino Seta	Monocryl Polidiossanone Vicryl	Polipropilene Nylon

Il filo che va a formare il materiale da sutura può essere a monofilamento o a multifilamento. Quelli a monofilamento sono costituiti da un unico filo, diversamente, quelli a multifilamento sono composti da più fili che vengono uniti tramite varie tecniche di ritorcitura.

Il materiale a multifilamento presenta grazie all'unione di più fili una maggiore forza e integrità strutturale, anche se rispetto a quelli a monofilamento, comportano un maggiore trauma a livello dei tessuti unito al rischio di incorrere in infezioni, (dovute alla struttura stessa del filo che può ospitare microorganismi se non viene prestata la cura necessaria). I materiali più comuni a multifilamento sono la seta e il Vicryl.

Il materiale a monofilamento non è pratico da maneggiare e si incorre in un maggior rischio che il filo si spezzi, come nota positiva vi è un minor rischio di incorrere in infezioni.

I materiali da sutura presentano **dimensioni differenti**, in base al loro calibro gli viene associato un numero dove il valore più alto indica la sottigliezza e il valore più basso esattamente l'opposto, la scelta del materiale varia anche a seconda dell'intervento da eseguire. Nella seguente tabella vi è la classificazione della dimensione in relazione all'applicazione chirurgica.

Dimensioni	Applicazione
0-0 / 1-0	Parete addominale o fissaggio drenaggio
2-0 / 3-0	Tessuti spessi
4-0 / 5-0	Aree delicate o pazienti molto giovani
6-0 / 7-0	Chirurgia plastica, interventi a livello dei vasi
8-0 / 12/0	Chirurgia oftalmica, microchirurgia

I fili, presentano una lunghezza media di circa 50 cm e sono conservati dentro a delle confezioni sterili. Il calibro varia in base alla loro misura. Tendenzialmente, per i fili assorbibili di classe naturale si va da un calibro massimo 4 sino ad un 7-0 che rappresenta quello più piccolo. Per quelli non assorbibili e anche per i sintetici si va da un 6 come calibro massimo, fino a un 12-0 come calibro minimo.

Alcuni utilizzano un sistema di identificazione che va oltre la caratteristica del filo e tiene in considerazione solo il calibro che viene espresso in decimi di millimetro. In questo modo, volendo fare un esempio, un filo di 0.1 ha un equivalenza di diametro di 0.010-0.029 che corrisponde ad un 11-0 sintetico o comunque non assorbibile.

5.3 Principali caratteristiche del materiale

Le varie caratteristiche del materiale da sutura possono influenzare la guarigione delle ferite. Il medico decide a seconda della zona dell'intervento e ad altre variabili qual è la tipologia più indicata da utilizzare. Quelle più importanti sono:

- La resistenza

La resistenza fa riferimento al grado di stress che un materiale riesce a reggere prima di arrivare al punto rottura. Anche se non può risultare fin da subito evidente un materiale da sutura deve sottostare a differenti sollecitazioni, alcune sono inerenti al momento in cui la ferita viene chiusa e altre si rifanno al dopo intervento, soprattutto quando la zona può gonfiarsi o subire altre modificazioni. Qui si vede la resistenza a tutti questi movimenti di trazione che vanno oltre la sala operatoria.

La resistenza risulta leggermente diminuita anche a causa dell'annodamento e della legatura eseguita. Anche l'ambiente gioca la sua parte, se è umido la perdita è maggiore rispetto a zone che presentano caratteristiche differenti.

- L'elasticità

Questa caratteristica permette al materiale di ritornare nella sua forma originale mantenendo anche i margini della ferita ben uniti, se ad esempio, il punto di ferita si gonfia, quando lo stesso rientra nella normalità lo deve fare anche il materiale. Se il materiale impiegato è plastico ma non ha caratteristiche elastiche e si rischia un pericoloso allentamento della ferita.

- La plasticità

Questa caratteristica consente al materiale di allungarsi, soprattutto quando avviene un rigonfiamento, non permettendo lo strozzamento dei tessuti.

- La duttilità

Questa caratteristica è inerente al grado di flessibilità che permette al materiale di essere piegato senza sforzo. Il materiale che risulta più semplice da lavorare è anche quello meno incline alla rottura. Pertanto, questa qualità è da tenersi in considerazione se si desidera lavorare senza sforzo o difficoltà eccesive.

- La memoria

Questa caratteristica fa riferimento alla capacità del materiale di ritornare nella forma originale dopo essere stato utilizzato. Un materiale che presenta un'alta memoria solitamente non è molto pratico da maneggiare, tant'è che anche i nodi risultano difficili da eseguire, un nodo compiuto in malo modo può compromettere la riuscita della stessa sutura.

- Il coefficiente di attrito

Questa caratteristica fa riferimento alla scivolosità del materiale, un materiale scivoloso riesce ad essere maneggiato meglio ed è difficile che si rompa, però va anche detto che un coefficiente alto è difficile da tirare e per questa ragione il tessuto può subire dei traumi.

- L'attività antibatterica

Il materiale di per sé non ha delle proprietà antibatteriche derivate dalla sua natura, per ovviare a questo si procede in fase di lavorazione del materiale a rivestirlo con dei particolari prodotti antibatterici.

Le infezioni della ferita sono ancora oggi un punto caldo in medicina, perché oltre a causare un malessere nel paziente comportano dei costi maggiori a carico dell'azienda ospedaliera. La letteratura medica ha posto in evidenza come l'utilizzo del *triclosan* aiuti a ridurre i casi di infezione.

Con il termine "infezioni del sito chirurgico" (SSI) ci si riferisce agli eventi infettivi a carico della zona interessata che avvengono nell'arco di trenta giorni dall'operazione. Considerando che questo periodo si estende fino ad un anno per gli interventi di impianto o riguardanti i tessuti profondi.

Questa tipologia di infezioni è un problema clinico da non sottovalutare se si considera che ad oggi rappresentano la seconda causa di infezioni in ambiente ospedaliero tra i pazienti che hanno subito un intervento. Il fattore di rischio è strettamente collegato alla tipologia dell'operazione. La ferita può subire una diversa contaminazione che la classifica come;

- Pulita
- Contaminata
- Sporca

Ad esempio, la sutura Vicryl PLUS è classificata come una sutura sintetica assorbibile, è composta da Polyglactin 910, e glicolide. Il rivestimento è formato da Polyglactin 370 e da stearato di calcio, a questi componenti si aggiunge il prodotto IRGACARE MP®, ad oggi considerato come la tipologia più pura di Triclosan.

Il Triclosan è sostanzialmente un agente antibatterico in grado di agire con un ampio spettro, svolge un'azione preventiva nei siti operatori. Tra i fattori che contribuiscono al proliferare delle infezioni vi è la situazione clinica del paziente, la tecnica chirurgica utilizzata dal medico, l'ambiente operatorio e la tipologia di intervento.

Non vi è dubbio che la sutura con antibatterico è in grado di neutralizzare molti punti critici, la sua scelta è anche una precauzione per arginare il rischio e ottimizzare le probabilità di successo dell'intervento.

- La biocompatibilità

Ogni elemento che cerchiamo di introdurre in contatto con il corpo è considerato come un corpo estraneo, in questo senso il materiale da sutura non fa eccezione. I tessuti generano sempre una reazione che varia in base alla tipologia di materiale impiegato.

I materiali naturali o multifilamento sono in grado di scatenare una risposta più elevata rispetto agli altri. Le reazioni allergiche non sono un fenomeno che si verifica spesso, tranne che per il cat-gut cromico, proprio per la presenza del cromo può generare delle reazioni nei soggetti predisposti.

Nella tabella sottostante sono elencate le principali proprietà dei materiali da sutura

Materiale	**Grado di assorbenza**	**Peculiarità**	**Utilizzi**
Catgut	Assorbibili	Buona resistenza alla trazione fino ad un massimo di dieci giorni. Il tempo di assorbimento è di circa 70 giorni. I due fattori sopra esposti hanno un grado di prevedibilità variabile che tende a cambiare in base alla situazione.	Utilizzo scarso
Catgut cromico		Lo speciale trattamento a cui è sottoposto riesce a ritardare il processo di assorbimento di circa venti giorni rispetto al catgut "normale" che abbiamo incontrato precedentemente. La resistenza ai movimenti di trazione si può spingere fino a 21 giorni. L'acido per il trattamento essendo "cromo" può comportare delle reazioni allergiche nei soggetti predisposti.	Impiegato nelle suture della mucosa
Catgut rapido		L'assorbimento ottenuto mediante un trattamento termico può avvenire nel giro di un mese. La resistenza ai movimenti di trazione non va oltre una settimana.	Impiegato nelle suture al viso
Acido poliglicolico		L'assorbimento avviene in un massimo di quattro mesi, la resistenza ai movimenti di trazione è alta ma solo nelle	Impiegato nelle suture in profondità

		prime due settimane poi si riduce drasticamente del 50%. Presenta un coefficiente di attrito elevato, risulta semplice da maneggiare e i nodi hanno un buon grado di sicurezza.	
Acido poliglolico ad assorbimento rapido		L'assorbimento avviene all'incirca in 40 giorni, mentre la resistenza ai movimenti di trazione dura al massimo 10 giorni	
Vicryl (poliglactina 910)		L'assorbimento avviene all'incirca in 50 giorni, mentre la resistenza mantiene circa la meta della forza dopo due settimane. Presenta una buona maneggiabilità e sicurezza dei nodi.	Impiegato nelle suture in profondità o in quelle percutanee
Vicryl rapido		Il trattamento agli ioni a cui è sottoposto consente un assorbimento più rapido, che avviene all'incirca in un mese	Impiegato nelle ferite del cavo orale, grazie all'assorbimento rapido vi sono meno irritazioni tissutali.
Vicryl rivestito		Lo speciale rivestimento con il triclosan riduce la proliferazione batterica	Viene impiegato nella sutura di ferite con un altro grado di infezione.
Polidiossadone		Trattasi di un monofilamento sintetico, l'assorbimento è lento e può durare fino a quattro mesi. La tenuta è buona se si considera che inizia a ridursi del 50% solo	Viene impiegato nella sutura del sottocute e delle zone in profondità

		dopo sei settimane circa. Un possibile inconveniente consiste nella sua scarsa maneggevolezza che non lo colloca come il candidato ideale delle suture superficiali.	
Monocryl (poliglecaprone)		Trattasi di un monofilamento introdotto recentemente, la sua straordinaria maneggevolezza lo pone come una valida alternativa al Vicryl e al Catguy. Ha un lungo tempo di assorbimento di circa tre mesi, inoltre, la tenuta del nodo è molto buona.	Ideale per le suture che non richiedono un supporto dermico.
Monocryl rivestito		Il rivestimento in Triclosan garantisce una protezione dai batteri	Viene impiegato nelle zone a maggior rischio di infezione
Seta	Non assorbibile	La seta si compone di un filo di origine naturale che viene prodotto dal baco. Presenta una buona tenuta del nodo unita alla maneggevolezza che rende il lavoro più semplice. Una nota negativa può essere rappresentata da un maggiore rischio di contaminazione o infezione.	Impiegato nelle ferite localizzate, dove si rende necessaria una sutura intrecciata. È ideale sul cuoio capelluto, sulle mani, mucose orali e genitali
Nylon		Trattasi di un monofilamento sintetico. Ancora oggi è uno dei fili più	Viene impiegato nelle suture di chirurgia facciale e in

		comunemente impiegati nelle suture chirurgiche. Presenta una certa rigidezza anche se è particolarmente resistente alla trazione ed ha un'elasticità bassa. La degradazione risulta lenta.	quelle cutanee con supporto prolungato.
Polipropilene		Trattasi di un monofilamento di origine sintetica. Dotato di caratteristiche che gli conferiscono un'elevata scorrevolezza e plasticità con scarsa memoria. Uno svantaggio è rappresentato da una scarsa tenuta del nodo data anche da una forza tensile bassa che rimane inalterata nel tempo.	Viene impiegato nelle suture intradermiche
Il lino		Trattasi di un polifilamento derivato vegetale della cellulosa. Presenta un'elevata resistenza e trazione.	Viene impiegato nelle suture gastrointestinali e nelle legature dei vasi
Il Goretex		Trattasi di un filamento derivato dal politetrafluoroetilene espanso, presenta un'alta elasticità con una ridotta tenuta del nodo. Viene inglobato dal tessuto, mantenendo così la forza tensile.	Viene impiegato nella chirurgia plastica, in quella oculo-palpebrale, suture intradermiche e chirurgia mammaria
L'acciaio inossidabile		È presente nei fili artificiali come monofilamento o polifilamento per la	Viene impiegato nella chirurgia ortopedica, toracica e per

		fissazione ossea o per le suture eseguite a livello profondo. Non subisce un processo di degradazione e la forza tensile rimane inalterata nel corso del tempo. La maneggevolezza ne risulta ridotta.	quella cranio-facciale.

5.4 La strumentazione manuale

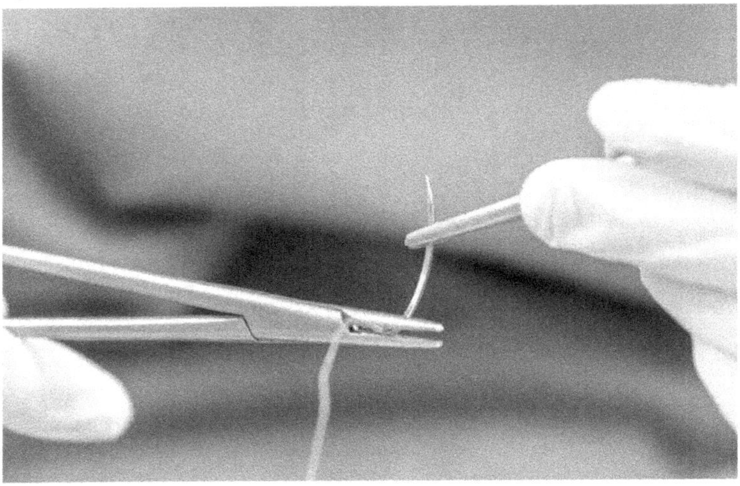

Gli aghi insieme ai materiali da sutura vengono gestiti attraverso degli appositi strumenti che consentono la penetrazione e la fuoriuscita dal tessuto. Gli strumenti in oggetto sono:

- Il porta aghi

Questo strumento permette di mantenere l'ago durante l'esecuzione della sutura, nella formazione del nodo e in tecniche particolari di sutura. Il porta aghi è composto da un manico e da un becco leggermente smussato, leggermente più corto rispetto a quello della pinza emostatica.

Le scanalature trasversali presenti all'interno consento una maggiore presa dell'ago, il manico ha una lunghezza variabile in base alla tipologia di sutura da eseguire. Generalmente quelli corti vengono impiegati nelle suture di precisione, mentre quelli lunghi in quelle di profondità.

Per una corretta impugnatura è bene prestare attenzione ai seguenti passaggi:

1. Inserimento delle falangi del pollice e dell'anulare negli anelli del porta aghi, cercando di avvertire un posizionamento corretto. Il dito indice può aiutare il movimento, controllando la direzione del portaaghi.
2. L'ago deve trovarsi a circa un terzo dalla cruna e a due terzi dalla punta, la posizione ideale è quella perpendicolare ben fermo tra i becchi.
3. Quando l'ago risulta ben fissato è necessario premere il cricchetto per bloccarlo.
4. Prima di ogni nodo è opportuno rimuovere l'ago dal supporto.

- La pinza

Questa tipologia di pinza è nota come pickup, serve per stabilizzare il più possibile i bordi della ferita durante i movimenti di sutura. La pinza può presentare dei piccoli dentelli sulla punta che garantiscono una migliore presa da un lato ma dall'altro si possono verificare dei danni tissutali nelle zone più delicate.

Per i tessuti più duri si tende a preferire la pinza dentata, diversamente quella non dentata è più idonea per quelli delicati. L'impugnatura ideale è quella similare al tenere una penna in mano. Nel maneggiare la pinza è necessaria la dovuta sensibilità sui tessuti che non devono essere schiacciati o tirati.

- Le forbici

Dopo il posizionamento del nodo è necessario tagliare il filo eccedente sempre con la punta e mai con la parte piatta, questo serve per evitare traumi accessori al tessuto. Le forbici più idonee presentano un manico lungo e dei becchi corti. Vanno maneggiate in maniera similare al portaaghi, quando è necessario un taglio in profondità ci si può aiutare anche con l'altra mano per avere un sostegno più stabile.

Tutti i materiali e gli strumenti devono essere maneggiati con la dovuta cura e soprattutto in condizioni di sterilità. Prima di effettuare l'intervento il paziente deve trovarsi in condizioni asettiche in modo da evitare complicanze. Nel prossimo capitolo verrà spiegata nel dettaglio l'importanza del processo di sterilizzazione.

CAPITOLO 6
L'importanza della sterilizzazione

Il processo di sterilizzazione è necessario per ottenere la distruzione di diverse forme microbiche, non solo in forma vegetativa ma anche in quella di spore. Pertanto, si definisce "sterile" un materiale che presenta un grado di sterilità inferiore a 10-6, dove la probabilità di trovarvi un solo microorganismo è bassissima.

Le infezioni possono presentarsi con una maggiore incidenza in quei pazienti che hanno subito degli interventi alquanto invasivi. Resta da sottolineare che l'evoluzione delle tecniche chirurgiche ha permesso un notevole miglioramento rispetto al passato, nello stesso tempo si evidenziano alcune problematiche a livello di sterilizzazione e conservazione dei presidi chirurgici.

Infatti, la maggioranza delle infezioni delle ferite chirurgiche sono riconducibili all'inquinamento della sala operatoria per un'insufficiente sterilizzazione. Il processo di sterilizzazione della strumentazione provoca una severa modificazione negli organismi patogeni e pertanto necessita di competenze ben definite.

Gli oggetti che entrano in contatto sia con la cute che con le mucose devono essere trattati attraverso il processo di sterilizzazione. Questo principio vale non solo in sala operatoria ma anche nella terapia e nella diagnostica.

Il materiale che può essere riutilizzato deve necessariamente subire questo processo, fino a qualche anno fa ogni fase veniva coordinata all'interno della struttura, oggi diverse aziende preferiscono una gestione esterna in modo da ottimizzare i costi.

L'utilizzo di materiali non sufficientemente sterilizzati può causare diverse infezioni, nello specifico:

- Contagio tra pazienti
- Contagio tra operatori e pazienti o viceversa

È indubbio da questo punto di vista che le pratiche di sterilizzazione offrano una minore trasmissione di questi patogeni. Per realizzare tutto questo è opportuno seguire le tecniche di trattamento, tenendo presente anche la natura della strumentazione. Oggi grazie anche ad una più definita normazione europea, la sterilità viene accertata non solo sul prodotto ma anche in controlli mirati in tutte le fasi del processo.

Vi sono alcuni requisiti in merito alla sterilizzazione da rispettare, nello specifico;

Requisiti Strutturali: le operazioni di sterilizzazione devono avvenire in appositi luoghi, ogni operazione ha un proprio spazio dedicato con un percorso strutturato per far sì che il materiale stesso non si possa inquinare.

Requisiti impiantistici: ogni locale deve avere una climatizzazione controllata in modo da evitare possibili contaminazioni.

Requisiti ambientali: queste caratteristiche riguardano diversi fattori, come, la temperatura, l'umidità, la contaminazione presente nell'aria e quella sulle superfici.

Requisiti tecnologici: in questo caso si fa riferimento a tutte le apparecchiature necessarie per la corretta esecuzione del processo, come, ad esempio:

- Macchine per il lavaggio
- Banconi o superfici resistenti agli acidi
- Lampade ispettive
- Sistema di tracciabilità

Requisiti organizzativi: il personale preposto a questo compito dev'essere adeguato sia in numero che in mansione da ricoprire, all'interno dell'equipe dev'esserci presente un'infermiera e un coordinatore che si assumono la responsabilità che i materiali siano sterili.

Il personale oltre ad essere preparato a livello tecnico deve conoscere i possibili rischi derivanti da questo processo, l'obiettivo è quello di portare a termine il lavoro cercando di raggiungere uno standard qualitativo di un certo tipo.

I principali ruoli di responsabilità coinvolti in questo processo sono:

- Il direttore sanitario della struttura
- Una figura designata come responsabile del processo
- Un infermiere responsabile del coordinamento

Nel corso del processo di sterilizzazione, l'infermiere deve provvedere:

- Il controllo delle apparecchiature e strumentazioni utilizzate
- Predispone i macchinari al processo di sterilizzazione
- Pianifica e programma i dati dei carichi
- Stabilisce le varie lavorazioni tra i vari addetti
- Verifica che le fasi siano state eseguite nella maniera corretta
- Archivia i documenti relativi al processo

Il processo di sterilizzazione si compie attraverso delle fasi specifiche, ogni passaggio ha una notevole importanza e nulla dev'essere tralasciato per far sì che non vi siano dei rischi inutili.

- Il materiale contaminato viene raccolto e immerso in un liquido decontaminante.
- La decontaminazione può essere sia manuale che automatizzata. La prima deve avvenire in vasche apposite, mentre la seconda segue processi automatizzati e da un certo punto di vista può risultare più comoda.
- Uno dei primi passaggi riguarda il lavaggio soprattutto per togliere i prodotti lubrificanti, può avvenire sia in modalità automatica che manuale
- Il risciacquo avviene con acqua demineralizzata per rimuovere ogni residuo del detergente
- La fase di asciugatura è importantissima, non dev'esserci traccia di umidità sulla superficie per non incentivare la crescita dei microorganismi, viene effettuata con carta o tessuti con un basso rilascio di particelle. In alcuni casi vengono utilizzati dei sistemi ad aria compressa
- Dopo queste fasi si effettua un controllo di verifica in merito al processo e all'integrità della strumentazione
- Il confezionamento avviene inserendo il materiale in apposite soluzioni (buste, carta medicale ecc.) in modo che non possa entrare in contatto con agenti

infettivi fino al momento dell'utilizzo. Prima di procedere ad imbustare il materiale è necessario verificare che abbia integre tutte le sue proprietà.

I principali materiali per il confezionamento sono sia monouso che poliuso. La saldatura delle buste dev'essere poi verificata in modo da assicurarsi che sia stata eseguita nella maniera corretta, senza lasciare pericolose aperture. Inoltre, la saldatura viene valutata secondo questi parametri; temperatura, pressione e tempo.

Nella fase di etichettatura vengono utilizzate delle etichette adesive, è fondamentale non scrivere niente sulle confezioni con pennarelli o similari, in quanto i prodotti che li compongono possono andare ad alterare la confezione stessa.

Sull'etichetta è necessario indicare la data di sterilizzazione e la successiva scadenza, il reparto, l'utilizzo, la macchina sterilizzatrice, il ciclo e il nome dell'operatore che ha presidiato il processo. Tutti questi parametri vanno a formare il lotto di sterilizzazione, solo con la validazione finale si ha la garanzia che il lotto sia stato sterilizzato correttamente. I lotti registrati sono anche facilmente rintracciabili in maniera univoca, in questo modo si risale a tutto il processo ma anche all'utente su cui vengono utilizzati.

Come abbiamo visto la sterilizzazione è un processo imprescindibile in chirurgia, infatti, sia i materiali che la zona dove si interviene deve trovarsi in perfette condizioni asettiche per far sì che non vi sia alcuna contaminazione. Ogni strumento dev'essere maneggiato con cura e con le mani protette da guanti, i ferri vanno distribuiti in un apposito spazio a disposizione del chirurgo.

CAPITOLO 7
Le infezioni delle ferite chirurgiche

Quando in chirurgia si parla di infezioni ci si riferisce a tutti quegli eventi che possono insorgere dopo l'intervento. Vi sono delle situazioni note che possono contribuire alla comparsa dei processi infettivi, i più conosciuti sono:

- Lo stato attuale del paziente: la sua età, il peso, l'assunzione di alcuni farmaci come gli steroidi o patologie del sangue
- Le caratteristiche della ferita
- La tipologia di intervento che è stata eseguita, gli strumenti, la durata, considerando anche una possibile contaminazione ambientale.

Quando nel corpo inizia il processo di infezione si interrompe la normale guarigione della ferita, invece di proseguire ci si trova di fronte ad una regressione. Per una serie di ragioni è fondamentale accorgersene subito in modo da intervenire tempestivamente con la cura appropriata.

Come vedremo nel corso di questo capitolo i batteri non sono tutti uguali, molti di loro possono portare a complicanze gravi anche in altre zone del corpo, soprattutto a carico di altri organi. La parte più difficile è quella dell'identificazione, in questa fase è necessario studiare una strategia non sempre di facile intervento.

L'infezione è sostanzialmente il risultato che deriva dall'interazione tra l'agente patogeno e l'ambiente che lo ospita, nell'effettuare la diagnosi non è sufficiente soffermarsi sul numero o sulla tipologia di colonie microbiche. Il complesso di batteri che si trova su un'ulcera, si presenta come un'entità dinamica, che interagisce continuamente per sopravvivere nell'ospite, pertanto, risente sia delle condizioni in cui versa la ferita che di quelle del paziente.

Questo indica che il numero complessivo dei batteri va sempre rapportato alla tipologia in modo da correlare il tutto con l'evoluzione dell'infezione. La funzionalità dei batteri varia anche in base alla loro quantità, se prendiamo ad esempio lo Streptococco B, sappiamo che può comportare delle infezioni anche se ve ne sono quantità esigue. Fra i più noti microrganismi e batteri responsabili di infezioni da ferite possiamo includere:

- Klebsiella pneumoniae
- Candida albicans

- Streptococchi del gruppo D
- Altri Gram-positivi aerobi
- Bacteroides fragilis
- Staphylococcus aureus
- Enterococci
- Escherichia coli
- Pseudomonas aeruginosa
- Proteus mirabilis

7.1 Klebsiella pneumoniae

La klebsiella pneumoniae è sostanzialmente un batterio Gram-negativo, la sua forma ricorda quella di un bastoncino, nel gruppo Klebsiella è quello più importante. Si trova nella mucosa respiratoria e nell'intestino, ma succede spesso di incontrarla anche in altre zone come agente patogeno.

Questo agente è il responsabile delle infezioni respiratorie, polmonari e urinarie. Il miglior modo per agire contro questo patogeno consiste nell'intraprendere una terapia antibiotica, per capire quale sia l'antibiotico più efficace è necessario eseguire l'antibiogramma.

Questo batterio è particolarmente resistente perché è formato da una capsula esterna che lo protegge, infatti, i più comuni meccanismi di difesa non funzionano contro di lui. Se entra in contatto con dei pazienti immunodepressi o immunodeficienti la colonizzazione gli risulta più semplice perché l'organismo ospite glielo consente. È bene fare attenzione anche dopo un lungo trattamento antibiotico, queste cure vanno ad indebolire l'organismo e possono favorire la colonizzazione del patogeno. La klebsiella pneumoniae si trova in qualsiasi ambiente, una persona con una buona immunocompetenza è in grado di difendersi in modo da non contrarla.

Vi sono però alcune condizioni che ne favoriscono il contagio, tra le quali possiamo osservare:

- L'ospedalizzazione, soprattutto quando vi sono dei ricoveri prolungati
- Gli interventi ghirurgici
- Le polipatologie
- L'immunodepressione
- L'immunodeficienza
- Utilizzo prolungato di alcuni dispositivi medici, come la ventilazione, i tubi nella trachea o similari

Questo patogeno si trasmette principalmente tramite il contatto, pertanto se l'ambiente non ha un igiene adeguata rende più favorevole la trasmissione. Anche gli ambienti promiscui possono comportare lo stesso grado di rischio. In questo caso l'ambiente ospedaliero non è escluso. Il mezzo principale che conduce al contagio sono senza dubbio le mani, visto che tocchiamo gli altri e gli oggetti che ci circondano.

Il batterio tende a localizzarsi nella mucosa respiratoria e nell'intestino normalmente, quando diviene patogeno può coinvolgere:

- L'apparato urinario
- L'apparato respiratorio
- Le ferite derivanti da un intervento chirurgico
- Lesioni della cute

I sintomi derivanti da questa infezione a seconda anche della localizzazione in cui si manifesta, sono:

- Polmoniti
- Infezioni urinarie
- Episodi di diarrea
- Meningite
- Colecistite
- Batteriemie

Ad esempio, l'infiammazione polmonare a causa di questo batterio va ad infiammare il tessuto comportando un aumento delle secrezioni polmonari. Nei casi più importanti la patologia iniziale può versare in un ascesso con un tasso di mortalità alquanto serio.

La diagnosi dell'infezione avviene per mezzo di specifici esami culturali che vanno valutati in base alla localizzazione, quelli più significativi da eseguire sono:

- L'emocoltura
- Urinocoltura
- Il broncoaspirato
- Il tampone cutaneo

Se gli esami risultano positivi è necessario associarvi l'antibiogramma in modo da definire la migliore terapia antibiotica per debellare il processo di infezione. Quando un paziente risulta infetto da questo patogeno è fondamentale che venga isolato, in modo che non possa entrare in contatto con altre persone, il personale dovrà poi adottare delle precauzioni igieniche ogni qualvolta che avviene un contatto. Tali precauzioni comprendono:

- L'igiene scrupolosa delle mani
- L'utilizzo di guanti
- L'utilizzo del camice
- L'igiene ambientale che va effettuata dove si trova il paziente ma anche sulla strumentazione con la quale entra in contatto

7.2 Candida albicans

La candida è un'infezione micotica provocata da dei funghi che appartengono alla famiglia Candida. L'agente responsabile dell'infezione prende il nome di; Candida albicans. La candida è presente nella flora microbica di ogni organismo e tendenzialmente prolifera indisturbata senza comportare alcun danno significativo.

Può succedere che si verifichino delle circostanze in cui questo patogeno si trovi con delle forze superiori rispetto a quelle del sistema immunitario, quando si manifesta uno scenario simile la candida inizia la sua proliferazione incontrollata fino ad arrecare una serie di disturbi.

La micosi è una patologia che viene causata da dei funghi, una tra le più diffuse è senza dubbio la candidosi, che comunemente chiamiamo candida. Il fungo che causa la candida si nutre di materia organica morta, il suo habitat è nelle mucose intestinali ma lo possiamo trovare nel tratto gastrointestinale, nella faringe e nella vagina.

Si potrebbe paragonare la candida ad una forma di lievito, che per sua natura riesce a vivere in simbiosi con l'organismo umano. Quando assumiamo attraverso l'alimentazione tanti zuccheri aiutiamo in un certo senso queste colonie a proliferare. Il sistema immunitario essendo un apparato alquanto efficiente riesce a tenere a bada lo sviluppo di queste colonie a meno che si verifichino degli eventi che ne riducano la forza. La candida diviene patogena con l'instaurarsi di alcune condizioni, come; l'utilizzo prolungato di antibiotici, uno stress intenso, queste che ho elencato contribuiscono all'abbassamento delle difese immunitarie favorendo lo sviluppo della candida.

La candida è in grado di produrre delle infezioni andando ad interessare diverse sedi sia a livello superficiale che sistemico. Le infezioni superficiali si manifestano nelle infiammazioni locali, sono in grado anche per i sintomi che generano di provocare un forte disagio nel paziente. Un esempio di candidosi a livello superficiale è il mughetto, che comporta la presenza di chiazze bianche sulla lingua e sul palato molle.

La candida può comportare il manifestarsi di vaginiti, enteriti e nei casi più importanti anche endocarditi croniche. Più rare sono le infezioni sistemiche a causa di questo patogeno, che tendono ad interessare le persone immunodepresse, andando a creare complicanze ancora più serie.

7.3 Streptococchi del gruppo D

Gli streptococchi fanno parte di un gruppo di batteri con una caratteristica forma sferica, sono alquanto diffusi in natura. Questi organismi popolano le mucose dell'organismo, in particolar modo quelle della faringe, dell'intestino e della vagina. In condizioni normali la convivenza è pacifica in quanto collaborano alle normali funzioni del corpo.

Però è importante sottolineare che non tutti gli streptococchi svolgono il ruolo di commensali, alcuni dispongono di un forte potenziale patogeno e quando riescono ad intaccare l'ospite ne causano la patologia, come, ad esempio, lo Streptococcus pneumoniae che interessa i polmoni.

Poi vi sono delle specie di Streptococcus che normalmente si comportano come dei commensali fino a quando non rilevano un'opportunità da poter sfruttare, qui avviene la loro trasformazione che li rende più pericolosi, se riescono ad entrare nella circolazione del sangue raggiungono gli organi causando dei processi severi all'organismo ospite.

Lo streptococco è il principale responsabile delle infezioni che interessano la gola e la pelle, queste possono sfociare in gravi complicanze come la febbre reumatica o l'endocardite. Lo Streptococco fa parte della famiglia Streptococcaceae.

Lo stesso termine "Streptococcus" fa riferimento a ben venti specie differenti. Generalmente gli streptococchi sono dei batteri gram-positivi con una forma leggermente rotonda, riescono a ploriferare in catenelle o a coppia, la prima forma è inerente agli streptococchi mentre la seconda agli stafilococchi. È importante notare che gli Stafilococchi, dividendosi in assi multipli, riescono a formare dei grappoli di cellule.

Anche l'etimologia della stessa parola suggerisce la loro formazione, il termine "streptos", deriva dal greco e significa piegato, proprio per voler dare l'idea del movimento di una catena. Lo streptococco ha un diametro che può variare da 0.5 a 1.25, è un batterio anaerobio facoltativo, questo significa che è in grado di proliferare sia con l'ossigeno che senza. Non è sporigeno e la maggior parte delle specie è immobile.

Sono anche Gram positivi, questo significa che il loro colore muta in presenza di questo test. La maggior parte di questi batteri forma delle capsule di acido ialuronico come propria difesa, questo acido è considerato un elemento di virulenza perché è in grado di ritardare la fagocitosi da parte delle cellule del sistema immunitario ospite.

7.4 Altri Gram-positivi aerobi

I batteri Gram positivi vengono chiamati in questo modo grazie al colore che assumono in seguito al test della colorazione di Gram. Questi assumono una colorazione blu, quelli che assumono la colorazione rossa vengono chiamati Gram negativi. La colorazione differente è data dalla parete cellulare dei batteri. Entrambi causano delle tipologie di infezioni diverse, pertanto per sconfiggerli devono essere impiegati degli antibiotici specifici.

Generalmente i batteri possono essere classificati in base alla loro forma, possiamo avere:

- I cocchi di forma sferica
- I bacilli che richiamano la forma di un'asta
- Le spirochete che richiamano la forma a spirale

In questo caso specifico i batteri Gram-positivi possono avere la forma sia dei cocchi che dei bacilli. Alcuni Gram-positivi riescono a provocare delle malattie, mentre altri si trovano in alcune zone del corpo, come la pelle e non comportano nessuna malattia.

I bacilli Gram-positivi possono determinare alcune infezioni tra le quali;

- Antrace
- Difterite
- Infezioni da enterococco
- Erisipeloide
- Listeriosi

I cocchi Gram-positivi possono determinare alcune infezioni tra le quali;

- da pneumococco

- da Staphylococcus aureus
- da streptococco
- Sindrome da shock tossico

Il problema che oggi si trova ad affrontare la medicina riguarda la resistenza agli antibiotici di questi batteri, ad esempio, quelli facenti parte della specie Staphylococcus aureus presentano una particolare resistenza alla meticillina e agli antibiotici simili alla penicillina (di cui la meticillina fa parte). I ceppi resistenti alla meticillina sono comuni nelle infezioni contratte nelle strutture sanitarie.

7.5 Bacteroides fragilis

Questo batterio fa parte del genere Gram negativi anaerobi, possono essere sia mobili che fissi. Queste specie sono presenti nella flora gastrointestinale e assolvono il compito di modifica delle molecole più complesse dell'intestino.

La loro forma è a bastoncino corto con una dimensione abbastanza variabile, sono bile-resistenti, e fermentano sia l'esculina che i carboidrati, non riducono i nitrati e non producono pigmento. La loro cura avviene per mezzo di antibiotici specifici.

7.6. Staphylococcus aureus

Questa tipologia di stafilococco è un batterio Gram positivo aerobio con una forma sferica. Si origina in colonie aventi la forma a grappolo. È un batterio molto virulento tant'è che può originare diverse malattie, alcune delle quali in forma grave.

In alcuni individui lo stafilococco va a colonizzare la cute e le mucose, gli individui dove avviene questa colonizzazione sono definiti con il termine di "portatori". In condizioni normali il sistema immunitario non ha problemi a tenere a bada il microorganismo, ma se vi sono delle alterazioni e le difese vanno in deficit ci può essere l'insorgenza di molte complicanze. L'infezione può avvenire in una sede specifica oppure può migrare in altre zone del corpo.

La trasmissione di questo patogeno avviene da persona a persona in queste modalità:

- Per contatto diretto con oggetti infetti
- Per contatto diretto con una persona infetta
- Per via aerea, attraverso la saliva o i colpi di tosse quando si parla

L'ospedale rappresenta un luogo dove queste infezioni vengono maggiormente trasmesse.

7.7. Enterococci

Questi microorganismi si presentano come Gram positivi e aerobi facoltativi. Ad esempio, l'Enterococcus faecalis e l'E. faecium comportano una grande varietà di infezioni, come le; endocarditi, quelle alle vie urinarie, alla prostata, quelle intra-addominali, le infezioni da ferite, e molte altre ancora. Gli enterococci si trovano normalmente nella flora intestinale, ve ne sono ben diciassette specie, anche se la E. faecalis e E. faecium sono quelle che causano le infezioni all'uomo.

Volendo riassumere sono in grado di comportare:

- Infezioni delle vie urinarie
- Batteriemia
- Endocardite
- Infezioni intra-addominali e pelviche
- Infezioni di cute, tessuti molli e delle ferite

Il trattamento di questa tipologia di infezioni varia a seconda della zona e della sensibilità. Quelli correlati alle endocarditi sono difficili da debellare a meno che non si utilizzi una particolare associazione di famaci. È stato riscontrato che alcuni farmaci presentano un'attività limitata contro la parete cellulare di questi batteri, tra questi è possibile evidenziare; nafcillina, oxacillina, ticarcillina, la maggior parte delle cefalosporine e aztreonam.

Ad esempio, gli E. faecium mostrano una maggiore resistenza alla penicillina rispetto agli E. faecalis. Solitamente quando non è possibile impiegare un aminoglicoside, si utilizza una combianzione di un'aminopenicillina associata al ceftriaxone. Per le infezioni che coinvolgono la cute a causa dell'azione degli enterococchi si utilizza; la daptomicina, il linezolid, il tedizolid, la tigeciclina e l'omadaciclina per ottenere dei risultati efficaci. Per quelle intra addominali si utilizza la piperacillina, l'imipenem o il meropenem e l'ervaciclina.

Per quanto riguarda le vie urinarie non è richiesta una terapia battericida specifica, solitamente qui possono essere trattate con un antibiotico comune come l'ampicillina. Se ci troviamo in presenza di cocchi resistenti è consigliato impiegare la nitrofurantoina e la fosfomicina.

Come abbiamo visto anche per altri patogeni, nel corso di questi anni è stata rilevata una migliore resistenza nei confronti degli antibiotici, che iniziano a perdere di efficacia non riuscendo a debellare il problema nei casi più gravi, soprattutto quando è coinvolto E. faecium. Gli enterococchi che presentano una resistenza alla vancomicina possono anche essere resistenti ai glicopeptidi, agli aminoglicosidi e alle beta-lattamine particolarmente attive sulla parete cellulare.

Quando si identifica un paziente infetto si deve procedere al suo isolamento per poi iniziare subito la terapia. Gli enterococchi che producono la beta-lattamasi possono essere in casi particolari alquanto problematici, soprattutto quando sono presenti in molti tessuti. La resistenza può essere rilevata clinicamente anche se il microrganismo è suscettibile nei test standard. L'impiego della vancomicina o una combinazione di antibiotici composta da beta-lattamine/inibitori delle beta-lattamasi può rivelarsi proficua.

Alcuni enterococchi sono in grado di invertire l'effetto del trimetoprim e del sulfametossazolo; perciò, la terapia con questi medicinali può non risultare efficace nonostante la visibile suscettibilità in vitro, questa è la principale esclusione del trimetoprim e del sulfametossazolo.

7.8 Escherichia coli

L'Escherichia coli si classifica come la tipologia di batterio più conosciuta del genere Escherichia. Fa parte della flora intestinale sia dell'uomo che degli animali, molti ceppi di E. coli sono innocui, tuttavia, ce ne sono alcuni che possono mettere a serio rischio la salute in base anche al loro livello di gravità. Questo batterio può causare; crampi addominali, vomito, diarrea con la presenza di sangue.

L'infezione generalmente avviene attraverso il cibo o l'acqua contaminata, è bene fare attenzione a tutti quegli alimenti che vengono consumati senza cottura, la frutta e la verdura dev'essere ben lavata sia che la si mangi con la buccia oppure no.

Una disattenzione che può costare cara ai bambini piccoli e agli anziani, in quanto hanno delle difese più deboli. È possibile sviluppare a causa di questo batterio un'insufficienza renale, conosciuta anche come sindrome emolitico uremica. Il batterio E. coli è molto sensibile al calore, pertanto come ho detto in precedenza la cottura dei cibi ci consente di neutralizzarlo.

I sintomi principali di un infezione da Escherichia coli sono:

- diarrea, anche con la presenza del sangue
- crampi addominali molto dolorosi e frequenti
- sensazione di nausea e vomito.

Attualmente non abbiamo dei farmaci in grado di prevenire questa forma di infezione, è possibile adottare alcuni comportamenti che ci possono proteggere da questo rischio:

- Evitare tutti quei cibi che vengono considerati "a rischio" come, ad esempio, la carne cruda o quella non cotta bene e il latte non pastorizzato.
- È fondamentale lavare molto bene tutti gli alimenti che vengono consumati crudi.

- È fondamentale lavare e sterilizzare gli utensili da cucina con acqua calda e sapone prima e dopo il contatto con prodotti o la carne cruda.
- Ogni alimento dev'essere conservato in appositi contenitori separati
- È fondamentale lavarsi bene le mani prima di cucinare, dopo aver cucinato, quando si toccano gli animali e in molte altre situazioni.

Con le mani andiamo a toccare molte cose e spesso non riflettiamo bene sull'importanza dell'igiene di questa parte del corpo. Anche le abitudini hanno un certo peso in un'ottica di igiene, pertanto, ogni volta che tossiamo è bene che non si utilizzino le mani ma la piega del gomito, ogni volta che tocchiamo qualcosa è importante lavarle con acqua e sapone o in alternativa avere a disposizione appositi gel utili per la disinfezione.

7.9 Pseudomonas aeruginosa

Questa tipologia di infezione è nasocomiale, questo significa che l'incidenza maggiore di contagio avviene negli ambienti ospedalieri. Trattasi di un batterio Gram negativo, è un patogeno alquanto opportunista che tende a proliferare negli individui che presentano delle difese immunitarie deboli.

Riesce ad entrare in contatto quando le barriere del corpo risultano compromesse come nel caso di una ferita. Ad oggi è il patogeno più isolato in pazienti ricoverati da almeno una settimana, oltre al fatto che è opportunista è importante sottolineare che risulta abbastanza resistente agli antibiotici.

L'infezione solitamente si verifica attraverso tre fasi:

- L'attacco e la successiva colonizzazione
- L'avvio dell'infezione locale
- Il passaggio nel sangue e l'inizio della patologia

Questa tipologia di infezione può comportare:

- Diffusi problemi che coinvolgono l'apparato respiratorio
- L'aumento di batteri nel sangue
- Lo sviluppo dell'endocardite
- Probabili problemi al sistema nervoso centrale che possono comportare meningiti o ascessi cerebrali
- Disturbi a carico dell'orecchio, come, ad esempio, le otiti
- Disturbi al sistema oculare
- Disturbi alle ossa e alle articolazioni di varia natura
- Disturbi gastrointestinali
- Disturbi alle vie urinarie

A seconda degli organi che vengono coinvolti e allo sviluppo dell'infezione possono rilevarsi i seguenti sintomi:

- febbre
- noduli sottocutanei
- cellulite
- soffio cardiaco
- difficoltà di movimento
- cianosi
- disidratazione
- fastidi addominali
- lesioni emorragiche e necrotiche
- ascessi
- edema palpebrale
- secrezioni oculari purulente
- eritema congiuntivale

Le infezioni da Pseudomonas aeruginosa si curano con delle terapie antimicrobiche, gli antibiotici devono essere valutati in via preventiva essendo questo batterio particolarmente resistente. Nei casi più difficili può rendersi necessario combinare una terapia, come, ad esempio l'impiego di un beta-lattamico e di un aminiglicoside.

Se l'infezione coinvolge gli occhi può risultare sufficiente una terapia topica. Se coinvolge l'intestino si tende a combinare l'antibiotico con una buona idratazione. Nei casi più ingestibili può essere necessario un intervento chirurgico, in modo da rimuovere il tessuto compromesso e drenare gli ascessi. In quelli dove l'intervento chirurgico classico non è sufficiente, si deve procedere con un intervento per l'amputazione della zona coinvolta.

7.10 Proteus mirabilis

Questa tipologia di infezione può essere contratta in un'ambiente ospedaliero, o in tutti quei contesti dove è possibile entrare in contatto con presidi sanitari infetti, anche se a dire il vero la modalità di trasmissione effettiva non è stata ancora scoperta del tutto.

Si può trovare anche nelle ferite superficiali, soprattutto in quei pazienti che hanno subito delle terapie antibiotiche. Questo batterio può comportare dei quadri infiammatori importanti, grazie all'azione dei lipopolisaccaridi e dell'ureasi, la quale, producendo una sostanza a base di ammoniaca, determina la lisi cellulare e la digestione a livello organico.

L'alcalinizzazione dell'urina porta alla formazione di cristalli di calcio e dell'ammonio fosfato di magnesio che, una volta giunti nelle vie urinarie, causano sanguinamento, infiammazione e talvolta ostruzione. Questa tipologia di infezione è più frequente negli anziani e in quelli che soffrono di frequenti infezioni alle vie urinarie.

Tra i vari fattori di rischio ritroviamo:

- I ricoveri ospedalieri particolarmente lunghi
- Le terapie antibiotiche lunghe
- Il posizionamento per lungo tempo del catetere vescicale

Questa infezione può associarsi a:

- Cistite
- Prostatite
- Urolitiasi
- Sintomi di infezione derivati da Proteus mirabilis

La sintomatologia può comportare:

- Oliguria
- Urine iper-concentrate
- Algia pelvica
- Stranguria
- Piuria
- Insufficienza renale (nelle fasi più avanzate)
- Febbre
- Brividi
- Nausea
- Vomito

Questo batterio può comportare dei quadri clinici gravi soprattutto per i pazienti ospedalizzati. La terapia per combattere questa infezione prevede l'utilizzo di antibiotici come; la piperacillina, l'ampicillina, le cefalosporine, il fluorochinolone e gli aminoglicosidi. Oggi si è rilevata una particolare resistenza anche a carico di questo batterio, il medico in sede di valutazione di terapia deve tenere presente questo elemento di rischio.

CAPITOLO 8
Gli obiettivi della sutura

La sutura è una tecnica che viene impiegata spesso, tuttavia, si rende necessario capire quando questa è da considerarsi utile oppure no, tale valutazione la deve eseguire il personale preposto e competente, come, ad esempio, il chirurgo. Questo capitolo ha come fine la delineazione dei principi base della sutura che devono essere presi in considerazione ogni volta che se ne esegue una, indipendentemente dalla tipologia.

I principali obiettivi della sutura:

Quando si esegue una sutura i bordi della ferita vanno accostati in modo che si crei un contatto, questo permette una migliore guarigione del taglio. La ferita va anche sostenuta per garantirle una buona forza di trazione, fino a quando questa non verrà generata direttamente dall'organismo grazie al processo di guarigione. Tutti gli spazi morti vanno eliminati nella fase di pulitura, inoltre, sia il rischio di sanguinamento che quello di infezione vanno ridotti al minimo.

Quando **è necessario** eseguire un intervento di sutura

- Impiegate per chiudere le ferite che necessitano di questa operazione
- Impiegate per risolvere dei difetti "estetici" congeniti dalla nascita (es. labbro leporino)
- Impiegate per fissare con più accuratezza i lembi
- Impiegate per la riparazione dei nervi e dei tendini che hanno subito importanti traumi
- Impiegate per la formazione di un nuovo vaso sanguigno quando serve una diversa direzione del flusso, grazie all'unione di due vasi
- Per ottenere l'emostasi

Focus: con il termine **emostasi** si indica l'avvenimento opposto a quello dell'emorragia, in questo caso il sanguinamento viene trattenuto all'interno del vaso. Il processo di emostasi implica l'intervento di fattori vascolari, piastrinici e plasmatici. I vari meccanismi entrano in azione per evitare la formazione dei grumi che possono essere molto pericolosi, si possono presentare delle anomalie che a causa del sanguinamento eccessivo rischiano di sfociare in trombosi.

Le tre fasi dell'emostasi sono:

Vascolare: questa comprende la prima risposta del vaso, la si potrebbe definire come il riflesso primario causato anche dal dolore, quando il vaso risulta danneggiato. Il vaso si restringe facilitando la vasocostrizione.

Piastrinica: in questa fase le piastrine si uniscono alla parte danneggiata in modo da formare una prima chiusura. Per una diminuzione del dolore e aumentare l'effetto "vasocostrittore", viene rilasciata nel corpo attraverso le piastrine la serotonina insieme ad altri elementi. Le piastrine sono in grado di fermare la fuoriuscita del sangue in caso di ferita o lacerazione, un fenomeno noto come emostasi primaria.

Coagulativa: quando il tappo generato dalle piastrine si è formato, i successivi fattori di coagulazione sono definiti con il termine di coagulazione a cascata che conduce alla formazione della proteina plasmatica. Durante la fase dell'emostasi secondaria è possibile che alcuni globuli rossi o bianchi rimangono dentro nella rete del primo tappo emostatico, questo fenomeno può causare dei trombi se il coagulo si stacca dalla parete e riesce a raggiungere il cervello, il cuore o i polmoni con conseguenze più o meno gravi a seconda della situazione clinica.

Ad ogni modo non è possibile evitare questo passaggio perché è necessario nell'iter di guarigione della ferita. Subito dopo la coagulazione si entra nella fase post-coagulativa, dove interviene una proteina plasminogena in grado di distruggere il coagulo riportando lo stato iniziale.

I principali tipi di emostasi impiegati in medicina sono:

- A livello chimico viene impiegato un particolare agente in grado di arrestare il sanguinamento. È composto da un collagene apposito in modo da attrarre le piastrine dando inizio al processo naturale di coagulazione.
- Con pressione viene impiegato come metodo di tamponamento, intanto che si attende l'intervento di un medico per far sì che la situazione non peggiori ulteriormente.
- Attraverso le suture, le quali servono per chiudere le ferite aperte, preservando così la zona dalla contaminazione di pericolosi patogeni. Le suture si rivelano fondamentali anche nel processo di emostasi perché uniscono la pelle consentendole di avviare il prima possibile il lavoro a carico delle piastrine.

Quando **non** è necessario eseguire un intervento di sutura

- Le suture generalmente non vanno eseguite quando la ferita non è aperta oppure è solo superficiale.
- Non vanno eseguite nemmeno se vi è in atto un processo di infezione, in questo caso prima va sanata l'infezione e poi si può intervenire con la sutura.
- Le suture non vanno eseguite nelle superfici concave

8.1 Alcuni principi base

Prima di eseguire una sutura devono essere necessariamente osservati alcuni principi base molto importanti, in particolar modo se non si ha molta pratica soprattutto all'inizio poi con il passare del tempo entrano a far parte di una certa "abitudine" professionale.

La strumentazione: alcune buone pratiche

- L'ago e il materiale per l'esecuzione della sutura dev'essere impugnato nel modo corretto, la mano da utilizzare è sempre quella dominante e nello specifico il portaaghi va tenuto tra il pollice e l'anulare.
- L'ago deve trovarsi in una posizione ad angolo retto rispetto al portaaghi, inoltre, la pinza va impugnata naturalmente in modo similare al tenere tra le mani una penna.

La riuscita del morso: alcune buone pratiche

- Si definisce con il termine di morso il procedimento di inserimento e successiva rimozione dell'ago nel tessuto.
- Per un'esecuzione corretta si deve utilizzare la pinza tissutale, in maniera da prendere e successivamente sollevare un lembo della ferita, questo movimento ci consente di vedere l'ago uscire dal tessuto per poi penetrare il lembo opposto. Dal bordo della ferita è

consigliato mantenere una distanza minima di circa 5 millimetri.

- Prestate attenzione perché l'ago non entra dritto ma ad angolo retto rispetto alla ferita da suturare. Questa modalità è perfetta perché non crea danni ulteriori.
- Per spingere l'ago è necessario bilanciare delicatezza e forza, la curvatura dell'ago va sempre seguita naturalmente in modo da non percepire la resistenza da parte del tessuto.
- A questo punto l'ago uscirà dal lato interno, il portaaghi va rilasciato dalla parte entrante per poi riuscire ad afferrare l'estremità che esce, l'ago va tirato delicatamente seguendo sempre la sua curvatura naturale.
- Il morso prosegue nel secondo lembo della ferita, anche in questo caso si afferra la parte interna, se la tecnica ovviamente prevede questo movimento. Si procede seguendo i passi citati poco sopra per entrare e uscire dai bordi.
- La distanza tra i morsi dev'essere identica, se si esegue un morso a 4 millimetri anche tutti gli altri saranno sulla stessa linea.
- I morsi non vanno mai presi insieme ma solo uno alla volta, questa modalità anche se da un lato può apparire più lenta garantisce una maggiore precisione nel tratto di lavoro. La regola può variare in base a delle tecniche specifiche che vedremo nel corso del

libro. Ad esempio, vi è una regola che consiglia di suturare dai tessuti sottili a quelli più spessi, da quelli profondi a quelli superficiali e così via. Oltre ai principi generali vi possono essere delle modalità che variano in base alla tipologia di intervento che bisogna fare.

L'esecuzione del nodo: alcune buone pratiche

Nel prossimo capitolo vedremo l'esecuzione di diversi nodi, a prescindere da ogni tecnica specifica vi sono degli elementi che devono essere considerati in questa fase del processo.

- Quando l'ago esce dal secondo lembo della ferita e rimane solo un piccolo tratto nel primo lembo è opportuno tirare delicatamente il filo
- Il porta aghi va sganciato per prendere l'estremità del materiale con l'altra mano (quella non dominante)
- I nodi possono essere eseguiti in due modi, a mano o con l'ausilio del portaaghi. Utilizzando il portaaghi è necessario maneggiarlo con la mano dominante, cercando di mantenerlo in una posizione parallela alla ferita da suturare.
- Il nodo da eseguire dipende dalla tecnica è fondamentale che risultino abbastanza stretti in modo che la sutura risulti ferma con i bordi uniti in sicurezza.

- Il nodo pur essendo stretto non deve causare l'effetto strozzamento della ferita.
- Il nodo non deve essere eseguito a contatto con il punto di ferita, ma leggermente sul lato, altrimenti si rischia di allungare i tempi di guarigione.
- Nel caso di posizionamento di più nodi è meglio che si trovino sulla stessa linea.

L'esecuzione del taglio: alcune buone pratiche

Per eseguire un buon taglio è necessario assicurarsi dell'affilatezza delle forbici. Se si utilizzano quelle smussate si rischia lo sfilacciamento del materiale, a prescindere dalla tecnica è opportuno tagliare i punti finali della sutura.

- Se si esegue una sutura continua va tagliato solo il punto finale più corto, in quelle interrotte vengono tagliate tutte e due le estremità.
- Nelle suture profonde dove è stato impiegato del materiale assorbibile, il taglio va fatto in prossimità del nodo (tenersi sempre distanti qualche millimetro dal nodo per evitare la rottura o lo scioglimento).
- Nelle suture superficiali non assorbibili, non bisogna tagliare troppo vicino al nodo, è consigliato distanziarsi di qualche millimetro in maniera da agevolare le manovre durante la rimozione.

CAPITOLO 9
I nodi chirurgici

I nodi sono essenziali per fissare la sutura nella corretta posizione. Non vi è dubbio che se il nodo è debole anche la sutura ne andrà a risentire. Un nodo posizionato male comporta tra le varie cose:

- Emorragia
- Rottura o strappo del tessuto

Imparare ad eseguire i nodi rappresenta il primo step, prima ancora di eseguire una sutura. Possono essere fatti manualmente o con l'aiuto di uno strumento. Tralasciando il metodo, è opportuno sottolineare che ogni nodo si compone di due anse, la prima è conosciuta come ansa di avvicinamento, se è posizionata correttamente, i bordi della ferita risultano vicini quando si va a tirare.

Le anse successive alla prima vengono chiamate anse di sicurezza, in virtù della loro funzione nei confronti del nodo. Un nodo ben fatto deve avere una buona sicurezza delle anse, perché in questo modo si mantiene la tenuta dell'intera sutura nel momento della legatura.

Il fattore sicurezza dell'ansa viene influenzato solo dalla legatura del nodo, se un nodo viene legato male si rischia una pericolosa allentatura. La sicurezza viene garantita se nell'esecuzione del giro il materiale viene tenuto ben teso.

Vi sono poi degli elementi che giocano nella sicurezza del nodo stesso, uno di questi riguarda la struttura, ad esempio, se i giri sono opposti si ha un effetto più saldo rispetto ad un nodo che prevede i giri in un'unica direzione.

Un altro fattore che è in grado di influenzare la sicurezza è la tipologia del materiale e soprattutto se ha memoria. La memoria si riferisce alla capacità di ritornare verso la forma originaria. Facciamo degli esempi, se abbiamo un materiale con memoria e coefficiente di attrito basso avremo senza dubbio una sicurezza più salda rispetto a dei valori opposti.

L'estremità intesa come lunghezza ha un suo peso, se si taglia troppo vicino al nodo si rischia di renderlo più debole. Dopo aver eseguito la legatura è consigliato lasciare uno spazio che va dai 3 ai 5 millimetri. Anche i giri influenzano la sicurezza, questi dipendono dalla tipologia del materiale o della sutura (suture continue o a scorrimento), il nylon ad esempio richiede più giri rispetto ad altre tipologie di materiale.

La sicurezza del nodo viene influenzata anche dall'ambiente in cui dev'essere eseguita la sutura, le parti grasse tendono a compromettere questo valore rendendolo meno sicuro, a meno che non vengano effettuati più giri per ovviare alla perdita di forza. Infine, un diametro piccolo rende la sutura più debole rispetto ad uno più grosso.

9.1 La legatura dei nodi

Le tecniche di legatura dei nodi sono molte, ma a prescindere dai vari movimenti ci sono dei principi base da tenere presente. Innanzitutto, la tipologia del nodo va scelta in base all'intervento da compiere, ad ogni modo un nodo eseguito a regola d'arte tenderà a rimanere saldo rispetto ad uno che viene fatto un po' approssitivamente. I seguenti accorgimenti vi permetteranno di eseguire un nodo ben fatto:

- È consigliabile evitare tutti quei movimenti che possono creare una forma di attrito del materiale rendendolo meno forte, causando nei casi più gravi anche la rottura
- La trazione va tenuta salda dopo il posizionamento del primo giro o ansa, è possibile fare presa nella parte libera del materiale per arrivare ad avere un nodo stretto
- Il materiale non dev'essere mai schiacciato con la strumentazione da lavoro per non comportare un ulteriore e soprattutto non necessario indebolimento. Gli strumenti devono tenere le estremità libere

evitando di tirare troppo o fare dei movimenti inopportuni che potrebbero causare la rottura del materiale

- Quando si va a posizionare il giro le estremità vanno tirate nelle direzioni opposte, che andranno invertite nel giro seguente, si deve procedere con questa modalità alternata, per mantenere una tensione uniforme
- Nel giro finale le estremità vanno tirate orizzontalmente, in questo modo il nodo si stringe perfettamente
- I nodi particolarmente voluminosi collocati negli strati profondi vanno ad interferire con gli strati più superficiali
- Il nodo che chiude la sutura deve risultare più piccolo, considerando che i giri in più vanno fatti solo quando è necessario altrimenti si rischia di mettere troppo volume correndo il rischio di incorrere in una reazione da corpo estraneo
- Il nodo finale non deve scorrere ma rimanere ben fermo, se qualcosa non vi convince è meglio rifare il nodo piuttosto che permanere nel dubbio e correre il rischio di slegatura, rottura della sutura o infezione nella fase delicata della guarigione

9.2 Tipi di nodi

9.2.1 Nodo quadrato

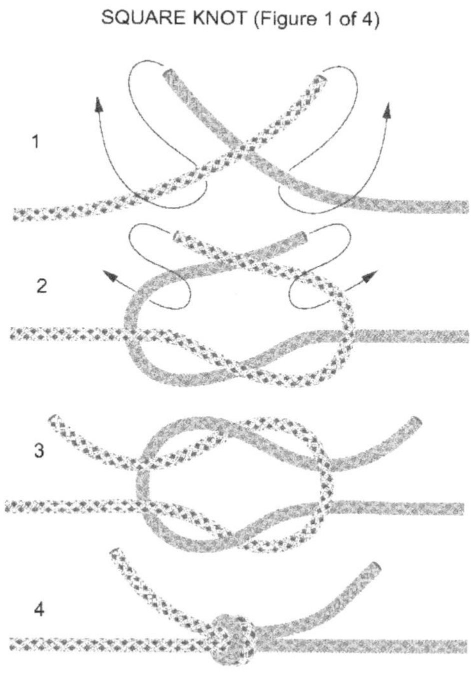

Questa tipologia di nodo si contraddistingue per la robustezza e la solidità, è ancora oggi quello più comunemente utilizzato dai chirurghi che tendono ad eseguirlo a mano senza l'aiuto di strumenti.

Esecuzione:

- Il materiale da sutura deve passare sotto il tessuto, poi lo si tiene con entrambe le mani, facendo attenzione alla posizione, una mano si trova vicino al paziente e l'altra più scostata.
- Il materiale viene tenuto con una leggera pressione del pollice e dell'indice della mano sinistra
- La parte più lunga viene avvolta intorno all'indice per poi passare sotto il punto d'incrocio
- A questo punto si incrocia il materiale in modo da formare un ansa tenuta ben tesa
- Con l'ausilio della mano destra il materiale viene spinto attraverso l'ansa, in entrambe le direzioni
- Dall'ansa il materiale va preso in posizione distale, mentre l'altra parte in direzione prossimale, questo procedimento conduce al compimento del primo mezzo nodo quadrato
- Si prosegue formando il secondo mezzo nodo, il materiale viene tenuto nella mano destra sopra e sotto il pollice, si procede togliendo il pollice tirando le estremità che rimangono libere, in due direzioni opposte.

Tutti i nodi e non solo questo richiedono per una corretta esecuzione una buona dose di pratica. Se questo nodo viene eseguito in maniera errata si può trasformare in un nodo dell'asino, questo evento è meglio che non si verifichi in quanto il nodo dell'asino risulta particolarmente debole. Uno svantaggio che può derivare da un'esecuzione impropria riguarda il mancato calibro della tensione che comporta la riapertura della sutura.

9.2.2 Nodo del chirurgo

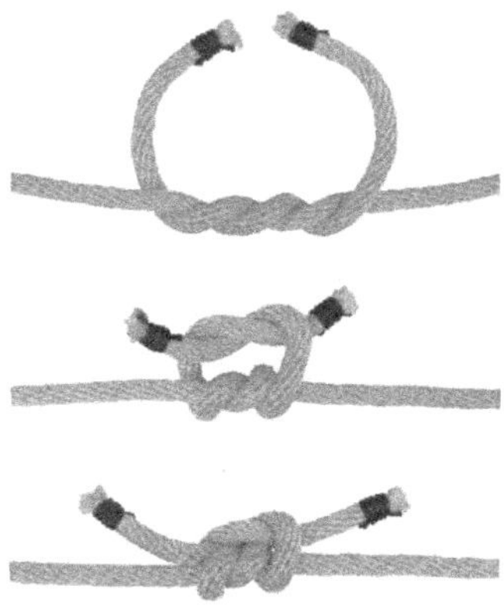

Il nodo del chirurgo è un nodo adatto ad impedire lo scivolamento, risulta perfetto nelle ferite sotto tensione, grazie alle numerose anse che forniscono una stabilità maggiore.

Esecuzione:

- Il materiale da sutura dev'essere passato al di sotto del tessuto
- La mano destra e sinistra vanno tenute in posizione distale e prossimale

- Il materiale che viene tenuto nella mano destra va fatto passare sopra l'indice della sinistra, mentre si tira l'estremità rimasta libera
- Il procedimento che porta alla formazione dell'ansa va ripetuto
- Il nodo va stretto posizionando la mano sinistra in direzione prossimale e quella destra in distale in modo da portare a termine il primo giro
- Nel giro a seguire il materiale viene avvolto nella mano destra mentre il pollice porta l'estremità libera nella posizione distale
- Il processo di avvolgimento va ripetuto completandolo con la spinta
- Con l'estremità libera nella mano destra si stringe e si va in direzione prossimale, mentre la sinistra va in quella opposta, in questo modo si è completato anche il secondo giro del nodo del chirurgo

Nel nodo precedente abbiamo visto che i lembi della ferita potevano essere avvicinati per l'esecuzione del nodo. In questo caso essendo il nodo del chirurgo maggiormente voluminoso è meglio non optare per lo stesso procedimento, il motivo è racchiuso nella probabilità di trattenere dei corpi estranei che possono comportare gravi reazioni o infezioni. Il nodo del chirurgo va eseguito quando gli stessi lembi di tessuto, non possono essere accostati con la tecnica del nodo quadrato.

9.2.3 Nodo dell'asino

Questa tipologia di nodo non viene impiegata nel fermare le ferite per via dell'alto rischio di scivolamento che possiede. Il nodo dell'asino non risulta pertanto saldo e si sceglie di utilizzarlo solo quando si vuole modificare la tenuta del nodo.

Esecuzione:

- Il materiale va fatto passare sotto il tessuto, con la punta delle dita si tiene un pezzetto finale di materiale da ambo le parti.
- In questo step viene eseguito l'incrocio tra i materiali che si trovano nelle rispettive mani
- Il materiale nella mano sinistra va spinto sotto il materiale nella mano destra, per poi tirarlo verso di sé e sopra il materiale presente nella mano destra
- In questo step si esegue l'incrocio, il materiale nella mano sinistra va spinto sopra il materiale nella mano destra, per poi dirigerlo sotto tirandolo verso di sé, terminando il passaggio sopra la mano destra
- Infine, tutte e due le estremità devono essere tirate seguendo una direzione orizzontale e mantenendole distanti

9.2.4 Nodo scorsoio

Questa tipologia di nodo ha un'importante funzionalità perché permette di controllare la presa, decidendo se è meglio allentarla oppure darle una maggiore fermezza. Questo aspetto dona una certa fermezza e tensione in linea con le esigenze dell'intervento. Il nodo scorsoio e quello dell'asino solitamente vengono impiegati nelle zone più profonde del corpo, pertanto, il nodo può presentare una legatura superficiale prima di essere posizionato nella sua sede definitiva.

Esecuzione:

- Il materiale va fatto scivolare sotto il tessuto
- La mano destra si trova in posizione prossimale e viene impiegata nel mantenere il tratto corto, con l'ausilio del pollice e dell'indice
- La mano sinistra in posizione distale mantiene il tratto più lungo con l'ausilio del pollice e del dito medio
- L'indice della mano sinistra coadiuva il movimento e fa passare il materiale dalla mano destra intorno all'indice sinistro in maniera da mantenerlo fermo
- Il materiale va fatto passare nel gancio che si è appena creato per poi tirarlo leggermente, l'aggancio poi va ripetuto con il rispettivo tiraggio

- Questa tipologia di nodo rispetto agli altri tende a scivolare meglio tant'è che può essere spinto con la mano sinistra mentre l'altra mantiene ferma l'estremità
- La maggior parte delle volte questa tipologia di nodo viene terminata con due nodi piani in maniera da garantire una maggiore sicurezza
- Queste operazioni vanno eseguite con cura perché basta un piccolo errore ad inficiare la tenuta stessa del nodo

Focus: le posizioni nella medicina

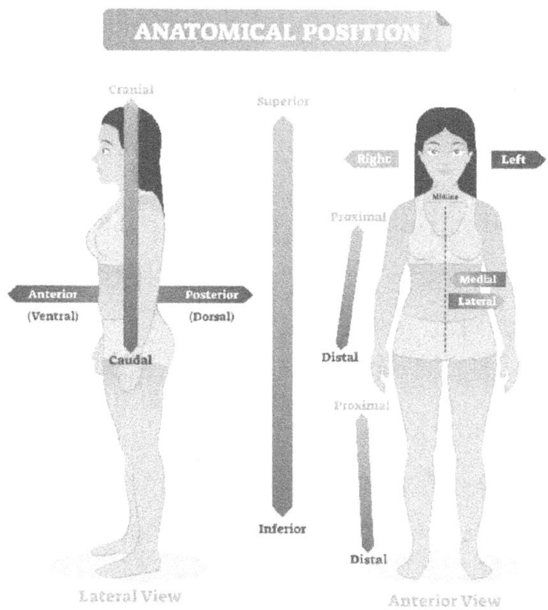

Capita spesso leggendo i testi medici di incontrare alcuni termini, gli stessi sono impiegati per apportare una migliore comprensione in merito alla posizione del corpo e in particolar modo all'orientamento. I termini qui presentati nell'utilizzo comune medico vengono anche combinati per descrivere alcune parti, ad esempio, la parola anterolaterale, ci fa comprendere che la zona a cui mi riferisco si trova nella parte posteriore del corpo, ma comunque distante dal piano mediano. Vediamoli nello specifico:

* Con il termine laterale e mediale ci si riferisce ad una parte del corpo che si trova rispetto alla linea mediana più vicino o lontano
* Con il termine superiore o inferiore ci si riferisce di una parte del corpo più vicina alla testa o ai piedi
* Con il termine anteriore o posteriore ci si riferisce ad una zona del corpo che si trova frontale o nella parte opposta
* Con il termine superficiale o profondo ci si riferisce ad una parte del corpo che si trova più vicina alla pelle o più distante
* Con il termine distale o prossimale ci si riferisce ad un punto del corpo che di trova più vicino o lontano rispetto al punto di origine, come, ad esempio, il cuore con i suoi vasi, le costole con la colonna vertebrale e così via.

9.2.5 Nodo piano

Questa tipologia di nodo presenta delle somiglianze con il nodo quadrato, la differenza che si riscontra nella sua esecuzione e che per realizzarlo ci si aiuta con uno strumento; il portaaghi.

Esecuzione:

- Si inizia facendo passare il materiale da sutura sotto al tessuto in maniera tale che il pezzo più lungo si rovi in posizione prossimale e quello più breve in quella distale
- Con la mano destra si afferra il portaaghi in modo da prendere l'estremità del materiale in direzione prossimale con quella sinistra
- L'estremità più lunga viene avvolta direttamente sul portaaghi, seguendo il senso orario
- Sempre utilizzando il portaaghi si va ad afferrare l'altra estremità cercando di tirare la parte più lunga verso di sé e quella più corta nella direzione opposta
- L'estremità più lunga va arrotolata sul portaaghi seguendo il senso antiorario
- Adesso si afferra l'estremità più corta sempre con il portaaghi e si tira in direzione distale mentre l'altra estremità va in quella prossimale in modo da eseguire il nodo finale

9.2.6 Nodo di Miller

Questa tipologia di nodo viene utilizzata per legare i vasi sanguigni e i pedicelli in quanto presenta una sicurezza e un grado di tenuta ottimo. L'esecuzione può essere fatta a mano o con l'aiuto di uno strumento come il portaaghi.

Esecuzione:

- Si inizia facendo passare il materiale da sutura sotto al vaso, mantenendo la mano destra in posizione prossimale e quella sinistra in quella distale
- Il materiale da sutura viene arrotolato nella mano destra, esattamente sopra l'indice prima di stringerlo
- L'estremità che rimane libera viene girata intorno al vaso, aiutandosi con il dito indice
- Con l'aiuto del portaaghi si passa attraverso l'ansa in modo da afferrare l'estremità libera, in seguito si tira forte andando a posizionare la mano sinistra in posizione prossimale e quella destra in quella distale

N.b vi è anche un'altra modalità per eseguire il nodo di Miller, la differenza rispetto al primo è che il materiale deve passare sotto il vaso e sopra l'indice della mano sinistra per ben tre volte piuttosto che due.

L'estremità che rimane libera del materiale va tirata nell'ansa centrale con la mano sinistra per poi afferrarla con quella destra. Infine, si tira forte avendo cura di mantenere la mano sinistra vicina e quella destra lontano.

9.2.7 Nodo di sangue

Questa tipologia di nodo è chiamata anche "nodo di mezzo sangue", la tecnica prevede l'utilizzo di giri, senza che questo vada a generare una massa ingombrante del nodo.

- Il materiale da sutura viene fatto passare attraverso il tessuto
- Prendendo l'estremità libera si procede ad avvolgere il tessuto fino ad un massimo di otto volte
- L'estremità libera del materiale dev'essere fatta passare nell'ansa che si è formata inizialmente nel primo giro
- Adesso l'estremità libera va fatta passare nel passaggio che si è creato in precedenza, infine si procede tirando l'estremità libera per fissare meglio il nodo in una posizione di stabilità

9.2.8 Nodo di Aberdeen

Questa tipologia di nodo viene impiegata nelle suture continue, andando ad utilizzare il materiale libero rimasto dalla sezione appena formata come ansa.

Esecuzione:

- L'ansa libera che si è venuta a creare viene mantenuta con la mano sinistra mentre l'estremità più lunga del materiale con l'ago si trova nella mano destra

- Con l'aiuto delle dita della mano sinistra si tira l'estremità più lunga nell'ansa avendo cura di farla passare attraverso l'ansa esistente
- La vecchia ansa appoggia leggermente sulla ferita mentre con l'altra mano si tiene la nuova ansa
- Il procedimento va ripetuto per almeno 5/8 volte in modo che la sutura presenti un buon grado di sicurezza
- Come ultimo step l'ago va fatto passare nell'ultima ansa per poi tirare in maniera decisa, a questo punto è possibile tagliare l'estremità libera non troppo vicino al nodo appena formato, come abbiamo visto nel corso del testo è consigliato rimanere distanziati qualche millimetro.

9.2.9 Nodo Forwarder

Questa tipologia di nodo ha la caratteristica di essere autobloccante, grazie alla sicurezza che presenta e al fatto che non scivola.

Esecuzione:

- Per una corretta esecuzione di questo nodo è necessario eseguire un morso nel tessuto

- Il portaaghi va mantenuto vicino all'estremità più lunga, per intenderci è quella che entra nel tessuto.
- L'estremità che rimane libera, ovvero quella che fuoriesce dal tessuto e porta l'ago, va attorcigliata all'estremità lunga e al portaaghi più di una volta
- L'estremità libera del materiale viene afferrata con il portaaghi per poi essere tirata con lo stesso, in questo modo il nodo viene bloccato e risulterà ben appoggiato al tessuto

9.2.10 Nodo costrittore

Questa tipologia di nodo viene impiegata per legare i vasi e considerando la sua esecuzione risulta essere più saldo e sicuro del nodo Miller.

Esecuzione:

- Il materiale da sutura dev'essere fatto passare sotto al vaso da legare, in modo che le due estremità si trovino una in posizione distale e l'altra in posizione prossimale
- L'estremità in prossimale che si trova sopra al vaso va piegata in modo da portarla verso quella distale
- L'estremità che si trova in distale sopra al vaso va piegata sopra in modo da portarla verso quella prossimale in questa maniera si va a creare un'ansa

- Il portaaghi dev'essere inserito nell'ansa che si è appena creata
- L'estremità che è rimasta libera dell'ansa dev'essere portata dietro all'altra estremità in modo da afferrarla con l'ausilio del portaaghi, infine si tira in maniera decisa senza sforzare le estremità libere.

9.2.11 Nodo Delimar

Questa tipologia di nodo viene impiegata durante le varie procedure endoscopiche, o nell'artroscopia.

Esecuzione:

- Con la mano destra si afferra il portaaghi cercando di creare un ansa con l'estremità lunga del materiale vicino all'ago
- L'estremità libera va presa con la mano sinistra, successivamente la si passa sopra l'ansa creata in precedenza e sotto la punta stessa del portaaghi
- Il passaggio descritto va ripetuto per altri due giri
- Infine, si afferra l'estremità libera del materiale con il portaaghi, poi la si tira attraverso le anse in modo da stringere il nodo

CAPITOLO 10
Le principali tecniche di sutura: le basi

Le principali tecniche di sutura si fondano su quattro o cinque tecniche basiche che poi vengono adattate alle diverse situazioni cliniche. In questo capitolo andremo a conoscere le principali tecniche con le loro varianti. Prima di cimentarsi con le tecniche avanzate è bene che quelle basilari siano state comprese perfettamente e la loro esecuzione riesca senza problemi o incertezze.

10.1 Sutura interrotta semplice

Il processo di apprendimento per ogni novizio inizia sempre da questa sutura, quando si è raggiunto un certo grado di destrezza si può proseguire in quelle successive. Vi consiglio di proseguire per gradi perché un cammino senza una progressione logica precisa rischia di confondervi e di non farvi ottenere i risultati che vi aspettate.

È consigliato eseguire questa sutura nelle situazioni in cui è necessario chiudere delle lacerazioni, generalmente viene impiegata nella chirurgia di pronto soccorso.

Non si rivela particolarmente adatta negli strati profondi dei tessuti o in zone di una certa valenza estetica dove è preferibile utilizzare un'altra tipologia di suture.

I vantaggi

- È una sutura semplice da eseguire tant'è che rappresenta il punto di partenza dei principianti
- Essendo una tipologia di sutura "separata" nel senso che rimane dello spazio tra i vari punti, permette una migliore gestione del gonfiore evitando l'effetto strozzamento della ferita o un'alterazione della circolazione
- Questa tipologia di sutura garantisce una buona forza di trazione alla ferita
- In base alla tipologia della ferita il chirurgo deve deciderne la profondità e la distanza che possono essere regolate in base all'esperienza e alla situazione specifica. Questa utilità è importante in un'ambiente di pronto soccorso, soprattutto per il fatto che i pazienti non presentano mai una lacerazione precisa o uniforme; quindi, in base al caso che si presenta di fronte al medico è necessario capire come chiuderla nel migliore dei modi
- È una sutura che presenta una buona interezza, se qualche punto cede l'integrità della struttura non viene compromessa.

Gli svantaggi

- È una tipologia di sutura che richiede del tempo per la sua esecuzione, questo è dovuto al fatto che è composta da nodi individuali
- I numerosi nodi tendono a lasciare dei piccoli segni leggermente trasversali sulla cute, per questa ragione non dev'essere eseguita in zone delicate o esposte come il viso
- I segni trasversali della lavorazione possono essere evitati se i punti vengono rimossi entro i cinque giorni

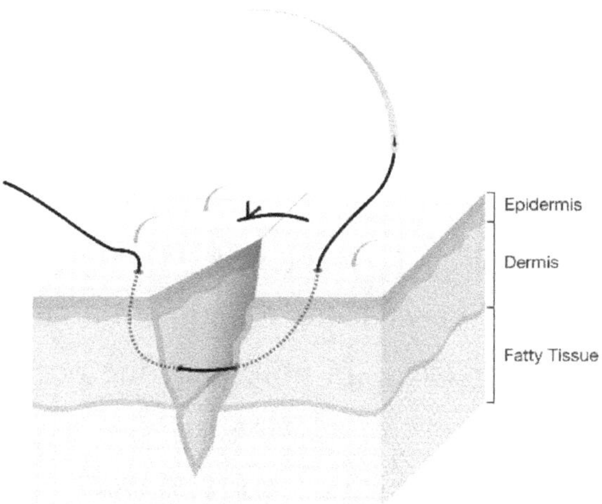

Simple interrupted suture placement

Esecuzione:

- Questa sutura dev'essere iniziata dal centro della ferita, quando il primo punto è stato collocato si possono posizionare quelli seguenti, cercando di distanziarsi di 0.5 da entrambi i lati, in questo modo si arriva al termine della ferita

- Con l'ausilio della pinza si prende il primo bordo per inserirvi l'ago, partendo dallo strato superficiale fino ad arrivare allo strato più profondo del bordo
- Prendere l'ago appena spunta dalla parte profonda cercando di mantenere un breve tratto di un massimo di 3 centimetri dalla prima estremità
- Adesso l'ago va inserito nella parte profonda della zona frontale della ferita, ci si può aiutare con la pinza tissutale per il corretto inserimento dell'ago
- Appena la punta dell'ago emerge va presa tirando leggermente facendo si che il materiale risulti ben teso tra i bordi
- Il materiale eccedente va raccolto facendolo ruotare intorno alla mano non dominante (quella non utilizzate per mantenere l'ago), si lascia una lunghezza eccedente di un massimo di tre centimetri questo spazio sarà utile alla fine per la formazione del nodo.
- Il posizionamento corretto del nodo prevede l'esecuzione di quello piano che abbiamo incontrato nel capitolo precedente
- Quando il nodo è terminato si taglia le estremità della sutura facendo attenzione di non eseguire il taglio troppo in prossimità del nodo.

Le varianti della sutura interrotta semplice:

10.1.1 La sutura sepolta semplice

Questa particolare tecnica viene impiegata per chiudere gli starti più profondi, prima che venga chiusa la cute.

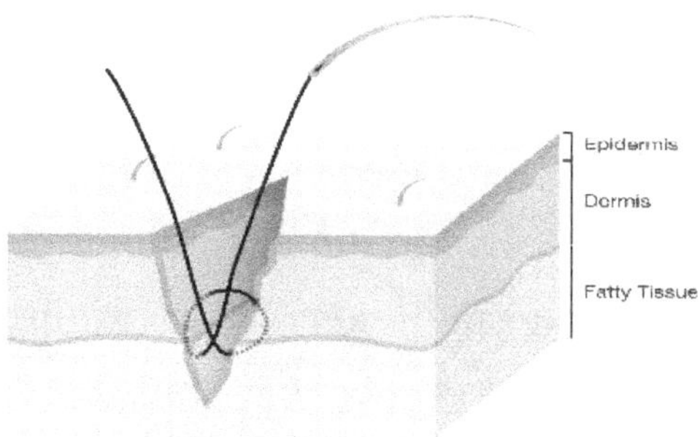

Esecuzione:

- Dalla parte più profonda della ferita viene preso il primo morso che prosegue in direzione della parte superficiale, in questa variante la principale differenza con la versione originale è l'inversione della direzione, nella prima si andava dalla superficie verso la profondità, mentre nella variante si fa l'opposto.
- Il secondo morso viene preso nella parte superficiale del bordo per poi proseguire verso la profondità
- Il materiale eccedente viene raccolto per l'esecuzione del nodo piano

- Quando il nodo viene stretto si può notare che risulta "sepolto" perché rimane nello strato più profondo avendo eseguito il movimento al contrario
- La realizzazione di questo nodo non va ad interferire con il posizionamento della sutura superiore

10.1.2 La sutura semplice interrotta per l'aggiustamento della profondità

Questa particolare tecnica viene impiegata quando c'è una discrepanza a livello di profondità tra la ferita e i bordi, tale discrepanza può avere un'origine anatomica o provocata dal chirurgo per una chiusura errata degli strati inferiori.

Esecuzione:

- Lo strato più superficiale viene forato, l'ago emerge da una superficie profonda fino a raggiungere un livello maggiorato di qualche grado e mai nel punto più alto.
- L'ago poi rientra nel bordo opposto della ferità sempre in profondità, le corrispondenze non sono mai precise vi è sempre un piccolo dislivello tra le due parti
- L'ago, in seguito, emerge nello strato superficiale opposto mantenendo una distanza similare a quella del primo inserimento, per una giusta precisazione in

superficie la distanza viene mantenuta prossima, mentre in profondità differisce

- Infine, viene posizionato il nodo piano facendo attenzione a non stringerlo troppo per non rendere la linea poco uniforme.

10.2 Sutura semplice continua

Questa tipologia di sutura può iniziare da un lato della ferita per poi proseguire per tutta la sua lunghezza fino a raggiungere l'estremità opposta. Durante l'esecuzione non vengono fatti dei nodi, ne viene posto soltanto uno alla fine.

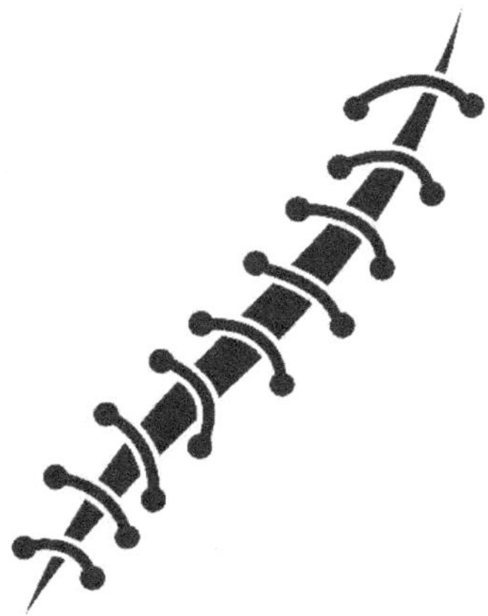

Questa tipologia di sutura viene impiegata nelle ferite che presentano un taglio lungo, dove la tensione prodotta è minima. È utilizzate anche per fissare meglio gli innesti cutanei o i lembi.

Non dev'essere impiegata in tutte quelle ferite che presentano un grado elevato di deiscenza.

I vantaggi:

- Il tessuto cicatriziale è minore grazie al ridotto impiego dei nodi
- È una sutura veloce da eseguire

Gli svantaggi:

- Se anche solo una parte della sutura cede, anche il resto può venirne compromesso
- Se la ferita si presenta irregolare è difficile lavorare di fino sui contorni

Esecuzione:

- La prima parte di esecuzione di questa sutura ricorda molto la sutura interrotta, l'ago è inserito nella parte superficiale di un lembo per poi venire estratto nella zona più profonda
- Successivamente viene inserito nella parte profonda per poi fuoriuscire nella parte superficiale
- Come del resto avviene in quella interrotta è necessario eseguire un nodo piano, la differenza è racchiusa nel fatto che invece di tagliare tutte e due le estremità si procede a tagliare solo quella più corta, lasciando intatta quella più lunga che porta l'ago.
- Adesso l'ago viene condotto nel bordo iniziale della ferita, inserito nello strato superficiale e poi in quello profondo avendo cura di tenersi ad una distanza di pochi millimetri dalla prima esecuzione
- Si procede con il posizionamento dei morsi, l'ago viene inserito in un punto profondo e poi viene fatto uscire da un punto superficiale. Questo procedimento

viene ripetuto più volte fino ad arrivare al termine della ferita.

- Se i morsi si trovano uno di fronte all'altro la sutura avrà un aspetto diagonale, se diversamente i morsi sono diagonali, anche di poco, la sutura apparirà dritta
- L'ultimo tratto viene lasciato di poco libero per l'esecuzione del nodo piano, ad esecuzione terminata le estremità vanno tagliate, avendo cura di distanziarsi qualche millimetro dal nodo.

Le varianti della sutura semplice continua:

10.2.1 La sutura continua intrecciata

La sutura intrecciata viene realizzata dove è richiesta una maggiore resistenza alla trazione, ma si rivela utile anche in quelle aree che necessitano di una buona emostasi o che comunque tendono a sanguinare con una certa abbondanza. Non è da eseguirsi questa sutura nelle aree in cui vi è in corso una compromissione della circolazione del sangue, perché può condurre ad un'ulteriore strozzamento.

Questa tipologia di sutura intrecciata ha un'esecuzione similare di quella continua semplice, infatti, ogni sezione subisce un intreccio quando l'ago attraversa il materiale, si può vedere i passaggi qui di seguito.

Esecuzione:

- L'ago è inserito in un bordo della ferita dello strato superficiale per poi dirigerlo verso quello profondo, il movimento continua da qui arrivando nuovamente a quello superficiale.
- Dopo aver posizionato il nodo piano si taglia l'estremità che risulta più corta, come avviene nella sutura semplice, l'ago passa dall'interno del primo bordo e all'esterno dell'altro bordo, mantenendosi a pochi millimetri dai morsi creati in precedenza
- Quando l'ago esce dev'essere tirato dentro l'ansa creata precedentemente, per far sì che si crei un intreccio, tale processo va ripetuto più volte, intrecciando così ogni sezione incontrata fino a giungere al termine della ferita
- È importante prestare attenzione all'ultima sezione che non dev'essere intrecciata, ma lasciata libera per consentire l'esecuzione del nodo
- Quando il nodo piano è stato posizionato si può procedere a tagliare le estremità, avendo cura di non avvicinarsi troppo al nodo appena creato

10.3 Sutura a materasso verticale

Questa tipologia di sutura è conosciuta anche con il nome di "punto Donati", il suo nome deriva dal chirurgo di origine italiana che la descrisse per la prima volta.

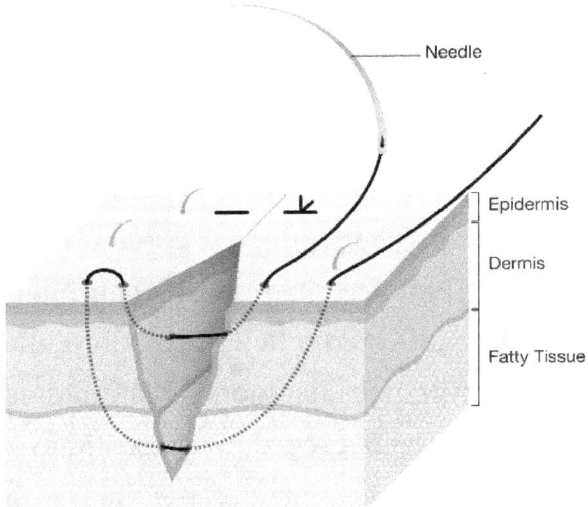

Vertical mattress suture

È una sutura che permette di avere una ferita chiusa in una maniera più salda e ferma, oltre ad una buona estroflessione a carico dei margini del tessuto o degli organi, rispetto alla tecnica standard più comunemente utilizzata.

Questa tecnica di sutura viene preferibilmente impiegata in tutte le aree che risultano inclini all'inversione, come ad esempio. la sutura direttamente sulla pelle dopo aver tolto una cisti. La cicatrice che ne consegue tenderà ad essere piatta.

Essendo una sutura particolarmente resistente viene impiegata nelle strutture importanti dove è richiesta questa caratteristica di opposizione alla rottura. In certe aree per delle ragioni puramente estetiche tende ad essere evitata, in quanto la formazione di segni post sutura è evidente.

I vantaggi

- Il suo impiego riduce gli spazi morti della ferita
- La ferita presenta una certa estroflessione
- I bordi presentano una minore tensione, e presenta nel complesso una forza di trazione importante

Gli svantaggi

- Vi è un rischio maggiore della formazione di un tratteggio incrociato, in quanto la sutura presenta due punti di entrata e altrettanti due di uscita
- È necessaria una particolare attenzione da parte del chirurgo, per far si che i morsi risultino simmetrici, se questo aspetto viene tralasciato si può formare un estetico rigonfiamento della sutura

Esecuzione:

- L'ago viene introdotto nella ferita partendo dalla zona superficiale per giungere poi in quella profonda, ci si deve tenere un po' distanti rispetto al bordo fino ad un massimo di otto millimetri

- L'ago quando riemerge nella parte profonda deve trovarsi a livello del derma, successivamente entra nella parte profonda della ferita nel lato opposto, sempre rimanendo nella profondità del derma
- In seguito, emerge nella parte superficiale del bordo, sempre cercando di mantenere una distanza di otto millimetri al massimo
- L'ago viene poi invertito mandandolo in direzione della superficie sul secondo lato in modo che si trovi vicino al bordo della ferita, mantenendo un massimo di due millimetri
- In sostanza l'ago emerge dallo strato in profondità mantenendosi a livello del derma o leggermente al di sopra, poi l'ago riviene inserito in profondità mantenendosi allo stesso livello
- Quando riemerge nello strato superficiale vicino alla ferita, si effettua un nodo piano, procedendo poi a tagliare le estremità della sutura cercando di non avvicinarsi troppo al nodo per non comprometterlo
- La tecnica può essere ripetuta per l'intera lunghezza della ferita

Le varianti della sutura a materasso verticale:

10.3.1 La sutura continua a materasso verticale

Questa tipologia di sutura ha il pregio di racchiudere la sutura a materasso verticale con quella continua. L'accostamento dei lembi risulta più veloce quando la ferita presenta un eversione. La tecnica viene eseguita seguendo le fasi della sutura a materasso verticale che abbiamo incontrato in precedenza, concludendola con il nodo piano.

La differenza sta nel taglio delle estremità, si procede a tagliare solo quella più corta, mentre quella lunga dove si trova l'ago prosegue nell'esecuzione della sutura.

Esecuzione:

- L'ago penetra nella parte superficiale del bordo della ferita ad una distanza di un massimo di 8 millimetri, in una direzione leggermente orizzontale rispetto al tratto della ferita
- L'ago poi emerge dalla parte profonda per rientrare nella parte profonda opposta
- In seguito, l'ago emerge dallo strato superficiale del bordo di fronte mantenendo una distanza di otto millimetri massimo dalla ferita
- L'ago poi passa dallo strato superficiale direttamente a quello profondo direttamente sul secondo bordo,

mantenendo una distanza di due millimetri al massimo

- L'ago si sposta sul piano orizzontale nel senso della lunghezza della ferita, in maniera da prendere un morso della stessa ferita
- Questo processo viene ripetuto seguendo due serie di morsi, uno da quattro millimetri e un altro da otto millimetri, questo vale per tutta la lunghezza della ferita
- Quando si arriva alla fine si esegue un nodo piano andando ad utilizzare l'ansa libera della sezione precedente. Al termine si tagliano le estremità della sutura, facendo attenzione a non andare in prossimità dello stesso nodo

10.3.2 La sutura a puleggia

L'obiettivo della sutura a puleggia è quello di ridurre la tensione grazie ai morsi che si trovano su i due lati della ferita. Questo procedimento va anche a ridurre i segni che tendono a formarsi con l'esecuzione delle suture, come lo strozzamento del tessuto.

Esecuzione:

- I passaggi per la sutura a puleggia sono simili a quelli impiegati per quella a materasso verticale. L'unico elemento che differisce è il passaggio finale.

- Prima di effettuare il nodo sul primo bordo si incrocia l'ago sul secondo bordo che viene fatto passare attraverso la linea di sutura verticale che si è creata.
- Successivamente l'ago viene incrociato ancora una volta sul primo bordo.
- Il nodo piano viene fatto prima di tagliare le estremità del materiale da sutura

10.3.3 La sutura lontana e vicina

Questa variante è una modifica della sutura a puleggia che abbiamo appena visto. Si esegue questa particolare tecnica per espandere meglio il tessuto se la ferita viene chiusa in tensione. Per una corretta esecuzione seguire i passaggi riportati qui di seguito.

Esecuzione:

- Con la pinza tissutale si prende il primo bordo della ferita in modo che risulti estroflesso
- Nel morso lontano, l'ago viene fatto passare nella parte superficiale dalla cute al derma, mantenendosi a un massimo di sei millimetri dal bordo della ferita
- L'ago viene spinto attraverso la parte profonda della ferita (il derma), per poi passare sempre nella zona profonda del lato opposto, si deve mantenere la stessa profondità

- Nel morso vicino, l'ago viene poi ripreso in superficie nel bordo opposto, mantenendosi a due millimetri dal bordo
- Adesso piuttosto che portare l'ago verso dietro, gli si fa attraversare l'intera ferita fino a giungere all'altezza del primo bordo
- L'ago penetra lo strato superficiale attraverso la pelle e il derma mantenendosi però a soli due millimetri dal bordo della ferita
- Successivamente si prende l'ago dal secondo bordo ad un altezza di circa 6 millimetri massimo dal margine
- Per concludere si esegue un nodo piano in entrambe le estremità che vengono poi tagliate mantenendosi alla giusta distanza dai nodi appena eseguiti

10.3.4 La sutura a materasso verticale semisepolta

Uno dei principali svantaggi della sutura a materasso verticale è senza alcun dubbio il tratteggio incrociato che viene determinato dai quattro punti di ingresso. Impiegando la sutura semisepolta si riesce ad ovviare a questo inconveniente. Questa sutura non utilizza i due punti in superficie, pertanto, si rende ideale in tutte le suture estetiche.

Esecuzione:

- L'ago penetra nella parte superficiale mantenendosi a circa sei millimetri dal bordo, poi fuoriesce attraverso la superficie profonda.
- Sul bordo opposto l'ago penetra nella superficie profonda che si trova davanti, però non esce dallo strato superficiale ma da quello profondo alzandosi leggermente di livello
- In seguito, l'ago entra nella superficie profonda del primo bordo per uscire dallo strato superficiale mantenendo una distanza massima di due millimetri
- Su entrambe le estremità viene eseguito il nodo piano, si procede poi con il taglio avendo cura di posizionarsi ad una distanza adeguata
- La bellezza di questo metodo è racchiusa nel fatto che tutti i segni si trovano solo su un lato e non sono visibili ad occhio nudo.

10.4 Sutura a materasso orizzontale

Questa tecnica di sutura permette un eversione abbastanza pronunciata del bordo della ferita. È un metodo che prevede l'incorporazione di più tessuto e per questa ragione tende ad essere impiegata come sutura iniziale quando serve un supporto per tenere insieme i lembi di una ferita.

La sutura a materasso orizzontale è perfetta nelle ferite che presentano un rischio elevato di deiscenza o dopo l'escissione del tessuto stesso che dev'essere chiuso mantenendo una buona tensione.

Se i bordi hanno la necessità di essere avvicinati è davvero ottima anche quando si eseguono altre tecniche. Va evitata nei casi in cui il tessuto da trattare presenta un apporto di sangue alquanto scarso.

I vantaggi

- Fornisce una buona resistenza per i tessuti fragili visto che comporta una buona trazione
- La tecnica se viene eseguita correttamente permette una buona distribuzione della forza di trazione per tutta la lunghezza della ferita
- Durante la chiusura consente una buona dilatazione della cute
- La ferita presenta grazie all'utilizzo di questo metodo una buona eversione, che velocizza il processo di

guarigione dovuto all'efficace avvicinamento dei bordi

Gli svantaggi

- Uno dei principali svantaggi riguarda i segni che può lasciare considerando che anche qui vengono eseguiti quattro morsi
- Vi è anche un rischio di strozzamento a livello dei tessuti che nei soggetti predisposti può comportare una necrosi sui margini, per scongiurare questo processo è possibile intervenire inserendo delle imbottiture o garze all'interno del materiale di sutura

Esecuzione:

- L'ago penetra nella parte superficiale del bordo della ferita, è da notare che questo inserimento deve trovarsi ad una distanza maggiore rispetto alla ferita, per un massimo di otto millimetri.
- L'ago esce dalla parte profonda del bordo per poi penetrare nel bordo opposto, mantenendosi nella parte profonda
- Riemerge nella parte superficiale sempre sul bordo opposto, mantenendosi sempre ad un massimo di otto millimetri
- L'ago viene invertito per essere inserito nella parte superficiale del secondo bordo, in questo step è bene mantenersi leggermente più bassi sempre in

direzione orizzontale. La distanza della ferita rimane sempre invariata, all'incirca otto millimetri.

- In seguito, l'ago riemerge nella parte profonda nel secondo bordo della ferita, ed entra in quella corrispondente, per poi riemergere nella parte superficiale del secondo bordo.
- Al termine del procedimento si esegue un nodo piano andando poi a tagliare le estremità della sutura facendo attenzione a distanziarsi adeguatamente dal nodo appena formato

Le varianti della sutura a materasso orizzontale

10.4.1 La sutura incatenata a materasso orizzontale

Questa tecnica garantisce una migliore unione dei bordi, se paragonata al metodo tradizionale. A guarigione ultimata risulta anche abbastanza semplice da rimuovere. È una tecnica particolarmente utile quando dobbiamo gestire un tessuto atrofico.

Esecuzione:

- Il metodo da tenere in considerazione è quello impiegato nella sutura tradizionale a materasso. Quando l'ago fuoriesce dal primo lato, non si esegue il nodo ma si continua con questa variante.

- Si incrocia l'ago sul lato opposto che viene fatto passare attraverso l'ansa formatasi sull'altro lato della ferita
- L'ago viene poi tirato leggermente dal lato che si trova in prossimità della ferita fino a quello lontano in maniera da bloccare la sutura
- In fase finale l'ago con il materiale da sutura vengono portati sul primo lato, in modo da eseguire il nodo piano. Si termina con il taglio delle estremità della sutura facendo attenzione a non avvicinarsi troppo al nodo.

10.4.2 La sutura continua a materasso orizzontale

Questo metodo combina la sutura a materasso con quella continua, si pone particolarmente utile quando si presenta un estroflessione che dev'essere gestita attraverso la velocità (le incisioni lunghe ne sono un esempio).

Esecuzione:

- Si inizia con la sutura classica a materasso procedendo alla formazione del nodo piano.
- Le estremità non vanno tagliate, si procede ad accorciare solo quella più corta e si mantiene quella lunga con l'ago

- L'ago viene fatto passare orizzontalmente nello strato superficiale corrispondente al primo bordo della ferita (quello che al suo interno ha il nodo).
- L'ago viene fatto passare nella superficie profonda e rientra nella superficie profonda opposta, mantenendo lo stesso livello, per poi riemergere in superficie
- Adesso l'ago viene invertito, penetra nello strato superficiale del secondo bordo per poi emergere sullo strato profondo
- L'ago penetra ancora una volta la superficie a livello profondo del primo bordo e poi riemerge attraverso la pelle
- Questo movimento orizzontale di penetrazione dell'ago prosegue per tutta la lunghezza della ferita
- Quando si giunge alla fine, si fa un nodo piano andando ad utilizzare l'ansa sciolta della sezione lasciata in precedenza

10.4.3 La sutura a materasso orizzontale rinforzato con striscia

Questo particolare metodo viene impiegato quando la cute si presenta come atrofica; pertanto, un posizionamento di suture potrebbe comportare una eccessiva lacerazione. Se si presenta un caso di questa natura le strisce adesive chirurgiche possono facilitare il processo di guarigione. I bordi della ferita devono essere adeguatamente puliti e disinfettati prima dell'applicazione delle strisce. I morsi si vengono a creare tra la striscia adesiva e il tessuto sottostante.

10.4.4 La sutura a materasso semisepolta

Questa tipologia di sutura viene anche chiamata con il nome di "punto d'angolo". Si presenta come una tecnica alquanto utile per unire i lembi e il punto d'incontro con le incisioni che vanno a formare un angolo a 90°.

Esecuzione:

- Nell'eseguire questa sutura è necessario prefigurarsi una linea immaginaria che interseca il triangolo, per i principianti è consigliato esercitarsi disegnando questa linea in modo da mantenere una corretta precisione nell'esecuzione
- L'ago viene inserito nello strato superficiale della cute, sino ad un massimo di sei millimetri dall'apice
- L'ago viene poi inserito nella parte profonda per poi riemergere nell'area della ferita triangolare
- Si estroflette il lembo all'indietro con l'aiuto della pinza tissutale, in questa maniera è possibile vedere la parte profonda

- L'ago rientra nella parte profonda del lembo, cercando di seguire un punto parallelo rispetto al punto di ingresso iniziale
- In seguito, esce attraverso la superficie in un punto che si trova orizzontale in rapporto al secondo inserimento e diagonale rispetto al primo
- L'ago viene poi inserito nello strato profondo restando in una linea orizzontale rispetto al primo punto utilizzato come ingresso, infine, esce dallo strato superficiale
- Si esegue un nodo piano, fare attenzione che il nodo risulti ben stretto da accostare perfettamente i tessuti. Un nodo serrato eccessivamente può comportare una malformazione del tratto di sutura durante la guarigione

10.4.5 La sutura a materasso sepolta

È un metodo che garantisce un risultato estetico eccellente perché non vi sono segni trasversali dovuti ai punti. È altresì utile quando le ferite sono strette o non è possibile lavorare con il portaaghi.

Esecuzione:

- Il bordo della ferita viene estroflesso grazie all'utilizzo della pinza per favorire la visione del derma sottostante

- L'ago penetra nel derma ad un massimo di quattro millimetri dal bordo della sutura, mantenendo un angolo parallelo rispetto all'incisione
- L'ego riemerge allo stesso livello del derma piuttosto orizzontalmente rispetto al punto di ingresso
- Anche il bordo opposto viene estroflesso con la pinza in modo da vedere meglio il derma sottostante
- L'ago adesso viene incrociato e inserito nel derma, in modo che si crei un livello parallelo rispetto al primo punto di uscita sul primo bordo
- Successivamente l'ago esce dal derma in un punto parallelo rispetto all'inserimento iniziale. Arrivati a questo punto si esegue il nodo piano in modo da fissare la sutura, il materiale in eccesso vien tagliato facendo attenzione a non avvicinarsi troppo al nodo

10.4.6 La sutura a materasso invertita

Questa tecnica è una variante della sutura a materasso orizzontale che comporta l'inversione dei bordi rispetto all'eversione. È un metodo che si presta nelle zone del corpo che risultano depresse, come le pieghe della pelle.

Esecuzione:

- L'ago in questa tecnica viene tenuto in direzione parallela al bordo della ferita

- Lo si inserisce dallo strato superficiale della ferita fino a raggiungere quello profondo
- Lo si inserisce poi nello strato profondo del bordo della ferita mantenendosi leggermente più avanti seguendo il senso orizzontale
- L'ago viene spinto verso lo strato superficiale sullo stesso bordo della ferita, in modo da ritrovarsi in posizione orizzontale rispetto al primo inserimento
- Successivamente passa nell'altro bordo mantenendo una linea parallela in riferimento al punto di uscita
- L'ago poi riemerge dallo strato profondo, per reinserirsi nello strato profondo del bordo, riemerge poi dallo strato superficiale del secondo bordo
- A questo punto si esegue un nodo piano, avendo poi cura di tagliare le estremità della sutura senza avvicinarsi troppo al nodo

10.5 Sutura a otto

Questa sutura non presenta un'esecuzione facile e richiede una certa pratica, è una tecnica che consente la chiusura di più strati della ferita in una sutura soltanto.

È consigliato utilizzare questa sutura quando è necessario suturare uno strato profondo con la possibilità di rimuovere il filo in un secondo momento, un procedimento utile per tutti quei pazienti che presentano un allergia nei confronti del materiale riassorbibile.

È utile per chiudere ferite che si sono riaperte o per quelle che non presentano un contorno ellittico o hanno dei piccoli difetti. Questa tecnica va evitata nelle suture troppo lunghe, in quanto possono risultare particolarmente difficili anche per il personale più esperto.

I vantaggi

- È una tecnica che consente di chiudere più strati nello stesso tempo
- Il suo utilizzo implica un minore strozzamento a carico dei tessuti grazie alla tensione che viene ripartita attraverso diversi strati, questo comporta una bassa incidenza delle necrosi
- I bordi grazie a questa tecnica vengono uniti in modo più congruo rispetto ad altre tecniche che possono risultare meno precise

Gli svantaggi

- Non vi è dubbio che si tratta di una tecnica difficile e impegnativa, la pratica costante è di sicuro aiuto
- I pazienti durante la rimozione di questa sutura accusano un maggiore disagio rispetto alle precedenti che abbiamo incontrato, perché il materiale viene tirato dagli strati più interni

Esecuzione:

- L'ago penetra nella superficie per emergere dal tessuto sottocutaneo, qui si crea il morso iniziale
- Il morso successivo viene creato sul lato opposto mantenendosi allo stesso livello, però invece di riemergere si spinge l'ago in profondità, facendolo poi riemergere attraverso il derma
- L'ago viene incrociato portandolo allo stesso livello del derma, ed esce attraverso il tessuto sottocutaneo
- L'ago si incrocia nuovamente sul secondo lato, sino a giungere sulla cute
- A questo punto viene eseguito un nodo piano, si procede poi a tagliare le estremità del materiale da sutura facendo attenzione a non avvicinarsi troppo al nodo

10.6 Suture incrociata interrotta e sutura materasso incrociata

Questa tipologia di sutura ha al suo interno le proprietà della sutura interrotta semplice, di quella del materasso e anche di quella continua.

Generalmente viene eseguita per gli stessi casi in cui avviene la sutura interrotta, a parte quando la sutura presenta una lunghezza tale dal voler risparmiare un po' di tempo. Essendoci più nodi vi è anche una maggiore garanzia relativa al posizionamento. È particolarmente utile nelle ferite da biopsia o quando vengono estratti dei denti. Nei casi in cui vi è un apporto di sangue scarso è bene non utilizzare questa tipologia di sutura. Se con questa tecnica si legano i vasi prende il nome di sutura a otto in orizzontale.

I vantaggi

- Consente la chiusura delle ferite asimmetriche
- Permette un buon accostamento dei bordi da suturare, in questo modo la sutura è molto salda

Gli svantaggi

- Va fatta attenzione all'esecuzione dei nodi, se sono troppo stretti possono comportare lo strozzamento dei tessuti o la necrosi
- È sconsigliata nelle zone con un certo impatto estetico

Esecuzione:

- L'ago viene inserito nello strato superficiale del bordo per poi passare nello strato più profondo
- Dalla superficie profonda della ferita opposta risale verso la superficie
- L'ago viene incrociato con il primo bordo per poi essere inserito nello strato superficiale
- Successivamente viene preso dallo strato profondo per essere inserito nel bordo della ferita opposta mantenendo lo stesso livello
- Si ritorna poi in superficie, nel secondo bordo della ferita, l'ago poi viene incrociato sul primo lato prima dell'esecuzione del nodo piano.
- Sulla linea di sutura attraverso questa tecnica si forma una X, e si ripete il processo fino alla fine

CAPITOLO 11
Le principali tecniche di sutura: avanzate

Queste tecniche di sutura vengono definite avanzate sia per il loro grado di complessità ma anche per il fatto che non vengono comunemente utilizzate in chirurgia, il loro uso se pur considerato di nicchia non le deve far apparire meno importanti, in quanto la loro conoscenza è essenziale per qualsiasi chirurgo. In questo capitolo andremo a conoscere nel dettaglio alcuni di questi metodi.

11.1 Le suture ibride

Questa tipologia di sutura combina diverse tecniche della struttura di base, il vantaggio di questo utilizzo multiplo risiede nel fatto che si uniscono i principali benefici in una sola sutura. In questo gruppo abbiamo:

- La sutura a materasso verticale combinata con la sutura semplice

È un metodo particolare in grado di combinare la variante lontano-vicino del materasso con quella semplice.

Si presta molto bene in tutti i tessuti delicati, dove è necessario evitare l'effetto di strozzamento.

Esecuzione:

* Si inizia facendo una semplice sutura continua, in seguito l'ago viene inserito in un punto sul bordo della ferita in modo tale che esca attraverso il derma, entra poi nell'altro lato sempre attraverso il derma per poi fuoriuscire a livello della cute
* Si esegue un nodo piano, andando a tagliare l'estremità più corta.
* Adesso l'ago viene inserito nella cute in prossimità del nodo, avendo cura di farlo fuoriuscire in direzione diagonale, tenendosi distanti dal tessuto per una misura di otto millimetri massimo
* Con il portaaghi l'ago viene invertito, si rientra nella cute sempre mantenendo lo stesso livello, avvicinandosi di circa quattro millimetri.
* L'ago riemerge dal derma per poi passare al derma dell'altro bordo e fuoriuscire sulla cute, rimanendo distanti i soliti quattro millimetri dalla ferita
* Si passa poi al secondo bordo, questa volta ci si tiene a circa otto millimetri dai tessuti.
* Seguendo una direzione diagonale lo si fa riemergere un po' più distante ma non di molto, si passa al lato opposto in maniera da farlo rientrare nel morso, questo passaggio ricorda molto la sutura continua.

* Si va avanti cercando di ripetere la sequenza vicino-lontano e viceversa
* Si continua in questa direzione alternata fino a quando non si raggiunge il punto finale della ferita. Si chiude il tutto con un nodo piano utilizzando l'ansa che era rimasta sciolta. Si tagliano le estremità avendo cura di non avvicinarsi pericolosamente al nodo

- La sutura ibrida a materasso

Questa tipologia di sutura va a combinare la sutura a materasso orizzontale e verticale. Viene impiegata per chiudere le ferite epidermiche che per regola necessiterebbero di un materassaio verticale, ma che comunque data la loro larghezza possono includere anche l'altra tecnica senza problemi. In questo modo si ottiene un'ottima estroflessione dei tessuti.

Esecuzione:

* Si inserisce l'ago in un punto del bordo della ferita, tenendosi lontani dal margine (otto millimetri circa)
* Si estrae l'ago dal derma per poi inserirlo nel derma opposto
* Successivamente l'ago ritorna verso la cute mantenendosi distante otto millimetri dal margine

* In questo passaggio l'ago è orientato verso un punto prossimo in direzione della ferita tenendo però una linea orizzontale, ricordo che in questo caso la distanza dal margine si accorcia ma non deve superare i quattro millimetri
* L'ago viene inserito nella cute, con questo passaggio lascia una traccia diagonale, definita anche come secondo morso di entrata
* L'ago emerge poi dal derma per poi inserirsi nel derma del primo bordo della ferita
* Successivamente viene estratto nel primo bordo vicino al livello della cute. Qui ci troviamo esattamente di fronte al punto di inserimento che abbiamo fatto all'inizio
* Si continua facendo un nodo piano, al termine si tagliano le estremità più corte. L'intera sutura adesso ha un aspetto a V.

- La sutura a punta a materasso verticale

Questa tipologia di sutura si pone come una via di mezzo tra la sutura a materassaio verticale e quella a punto d'angolo che abbiamo incontrato nel precedente capitolo. Questa particolare tecnica viene impiegata per fissare meglio i lembi ad angolo, o quando si corre il rischio che la punta vada troppo in profondità rispetto al lembo.

Esecuzione:

* Si inserisce l'ago in un bordo sul lato concavo della forma a V, mantenendosi distanti dal bordo di circa sei millimetri
* L'ago riemerge poi dalla parte del derma, rimanendo sempre all'interno della zona a V
* Successivamente oltrepassa la zona convessa del lembo, andando poi a perforare il derma su un lato, mantenendosi ad una distanza massima di sei millimetri dall'apice
* L'ago riemerge dall'altro lato del derma, mantenendo sempre so stesso livello questa volta dalla punta
* L'ago entra nella parte concava del lembo, passa nel derma per arrivare al secondo bordo
* Riemerge dalla cute sempre mantenendo una distanza di sei millimetri dal margine
* Adesso in posizione invertita si va a perforare la cute rimanendo nello stesso bordo, cercando di avvicinarsi di più al margine (mantenere distanza massima di circa tre millimetri)
* Adesso l'ago attraversa il derma per riemergervi formando la V
* Si sposta sul derma del lato convesso rimanendo ad un massimo di tre millimetri dallo stesso apice, in

seguito passa al derma del lato opposto, sempre alla stessa distanza

* Entra nel derma del primo bordo per poi riemergere dalla cute, mantenendosi a tre millimetri dal margine
* Si conclude con il nodo piano e il taglio del materiale eccedente, prestando attenzione a collocare il taglio a qualche millimetro dal nodo appena eseguito.

- La sutura ibrida a punta di materasso

Questa tipologia di sutura si presta come una valida tecnica in grado di fermare le incisioni che hanno la forma di una Y. Viene impiegata nelle incisioni cutanee perché negli strati profondi si tende a preferire altre tipologie di tecniche.

Esecuzione:

* L'ago si trova in una posizione perpendicolare rispetto alla Y
* Viene inserito dalla cute mantenendosi ad un massimo di quattro millimetri dal margine, in seguito fuoriesce dal derma per poi raggiungere il derma opposto
* Riemerge sulla cute mantenendosi ad uno stesso livello, adesso è importante osservare la direzione in

quanto non deve orientarsi perpendicolarmente rispetto alla Y (braccio diagonale)

* Entra nella cute dallo stesso lato, tenendo circa quattro millimetri di distanza dal bordo, emerge poi dal derma trovandosi all'altezza della V della Y
* A questo punto si trova in una direzione piuttosto parallela rispetto al derma
* Entra attraverso il derma a lato dell'apice del bordo opposto, per poi emergere nello stesso livello del derma dall'altro lato
* In questo momento di trova in una posizione perpendicolare rispetto al braccio della Y
* Sale attraverso la cute cercando di mantenere una distanza minima di almeno quattro millimetri
* Si conclude con il nodo piano e il taglio del materiale eccedente, prestando attenzione a collocare il taglio a qualche millimetro dal nodo appena eseguito.

10.2 Le suture dermiche

Questa tipologia di sutura si avvale di una particolare tecnica in cui la cute non viene perforata perché la sutura è confinata allo stato dermico. È una sutura fondamentale in tutte le zone del corpo che presentano un alto impatto o valenza estetica. Sulla pelle non rimane visibile nessuna traccia della sutura.

Esecuzione:

- La direzione dell'ago deve rimanere parallela per tutta la durata della sutura
- L'inserimento dell'ago avviene in superficie, pochi millimetri sopra l'apice, successivamente esce dal derma rimanendo parallelo alla linea dell'incisione
- Passa poi alla zona del derma opposto e viene inserito allo stesso livello, cercando sempre di rimanere in un orientamento parallelo
- Esce poi dal derma spostandosi leggermente più avanti sulla linea della ferita, sempre mantenendo un orientamento parallelo
- L'ago attraversa il derma per poi riemergere poco più avanti mantenendo sempre la medesima direzione
- Il passaggio viene ripetuto sia da un lato che dall'altro fino a quando non si giunge al fine corsa della ferita. L'ago fuoriesce dall'apice della ferita.
- Si tende a preferire in questa sutura l'esecuzione del nodo di Aberdeen, o di un altro nodo che può essere fatto in una sutura continua. Si conclude con taglio del materiale eccedente, prestando attenzione a collocare il taglio a qualche millimetro dal nodo appena eseguito.
- Per evitare che il materiale entri nella ferita è possibile eseguire il nodo di Aberdeen all'inizio, oppure, si può fissare il materiale con del nastro

chirurgico al posto del nodo. A seconda della zona e delle caratteristiche dell'intervento spetta poi al medico prendere la decisione migliore per ottenere il risultato atteso

11.3 Sutura a borsa di tabacco

Questa tipologia di sutura viene chiamata in questo modo perché la sua forma ricorda il cordoncino di alcuni modelli di portamonete, che un tempo venivano impiegati anche per contenere il tabacco.

Si utilizza per le lesioni di forma rotonda, questo metodo racchiude una sutura continua che segue il contorno della ferita, grazie a questo procedimento la lesione assume una forma minore, si presta in particolar modo per la chiusura delle lesioni intestinali. È una tecnica che crea delle increspature, pre questa ragione dev'essere evitata in tutte le zone che possono avere una valenza estetica.

Esecuzione:

- Con l'ausilio di una pinza si prende il bordo della ferita in maniera da estrofletterlo
- L'ago va a perforare lo strato superficiale per poi essere estratto in quello più profondo
- Passa poi attraverso lo strato profondo per riemergere in quello superficiale, leggermente a destra rispetto

al morso originale, la distanza dal punto di ferita rimane sempre uguale.

- Il passaggio appena descritto viene eseguito seguendo il senso antiorario fino ad arrivare al morso finale di uscita (nei pressi del punto iniziale)
- Tutte e due le estremità del materiale da sutura vengono impiegate per chiudere la lesione, si esegue un nodo piano.
- Resta da dire che il più delle volte questa tecnica richiede dei giri supplementari per conferire una maggiore sicurezza alla sutura stessa. Se si vogliono ottenere dei risultati più efficaci consiglio di sostituire il nodo piano con uno incatenato.
- Nel momento in cui il nodo viene eseguito è possibile utilizzare uno strumento in modo da invertire i bordi, questo procedimento serve per far si che la ferita risulti ben chiusa quando si vanno a tirare i fili di sutura.

11.4 Sutura di scarico

Questa tipologia di sutura viene impiegata nelle ferite che presentano un’eccesso della tensione. È una sutura temporanea con lo scopo primario di mantenere i tessuti vicini mentre si eseguono altre tipologie di suture. Non presenta tensione perché i tessuti sono avvicinati grazie allo scorrimento.

Esecuzione:

- L'ago attraversa la parte superficiale del primo bordo
- Successivamente riemerge dallo strato profondo collocandosi nel bordo opposto, avendo cura di mantenere lo stesso livello, viene poi condotto nello strato superficiale
- Nel bordo iniziale si possono osservare pochi centimetri di materiale, tutto quello che rappresenta un residuo viene preso dalla pinza
- L'ago penetra lo strato in superficie del primo bordo, per poi emergere nello strato profondo, viene poi preso dal lato opposto, si tende a ripetere il processo fino a quando risulta necessario
- Al termine l'estremità più lunga viene tagliata, mantenendo alcuni centimetri di margine
- Con la pinza si va ad afferrare l'estremità più corta del materiale che viene presa insieme alla prima estremità.

11.4.1 Variante: sutura scarico dinamica

In questa variante vengono eseguiti i medesimi passaggi della principale, la differenza consta nel fatto che le estremità del materiale sono afferrate con due differenti pinze. Quando il tessuto si presenta ben increspato, si prosegue stringendo il materiale con la pinza in modo che i bordi del taglio si avvicinino.

Un'altra pinza si posiziona tra la cute e il materiale, a questo punto la prima pinza viene tolta. Un passaggio questo, che tende ad essere ripetuto più volte fino a quando non si ottiene un avvicinamento dei bordi senza che vi sia una tensione eccessiva.

11.5 Sutura incrociata

Questa tipologia di sutura viene impiegata quando è necessario un accostamento delle ferite più decisivo. Si presta molto bene quando si hanno dei bordi particolarmente sanguinanti, perché consente un'efficiente emostasi. Se ha dei lati positivi è necessario evidenziare anche quelli negativi, non possiede un grado elevato di sicurezza e può facilmente staccarsi.

Esecuzione:

- Si inizia partendo da una semplice sutura continua, l'ago penetra nella superficie della cute, poi passa nello strato profondo su entrambi i lati, per poi uscire dal lato opposto sulla superficie della cute
- Invece del posizionamento del nodo piano si prende l'estremità più corta con una pinza emostatica

- Si prosegue seguendo questo schema fino al completamento della sutura, a questo punto l'ago viene invertito e si continua per il senso opposto per tutta la lunghezza della sutura
- Ogni passaggio adesso va a formare una X
- Quando si raggiunge la parte opposta, si rilascia la pinza emostatica, per proseguire con l'esecuzione del nodo piano
- Tutte e due le estremità della sutura vengono tagliate. Questa tecnica se viene eseguita a regola d'arte può conferire dei sorprendenti risultati estetici.

11.6 Sutura Lembert

Questa tipologia di tecnica avanzata viene impiegata per ricreare strutture anatomiche invertite. Come, ad esempio, la piega che si trova alla base del naso o quella che si trova vicino all'orecchio, entrambe possono essere strutturate usando questa particolare tecnica. Non è utile solamente all'esterno ma anche all'interno, si utilizza anche per suturare l'intestino. È un metodo che facilita l'inversione dei bordi della ferita.

Esecuzione:

- L'ago passa nello strato profondo del derma per poi uscire in quello superficiale della pelle, tenendosi di poco lontano dal bordo della ferita

- Successivamente passa dall'altra parte per poi arrivare nello strato superficiale della cute, mantenendosi sempre lontano dal bordo della ferita. In ultimo esce attraverso il derma profondo
- Si esegue un nodo piano che viene poi sepolto, tutte e due le estremità del materiale vengono tagliate facendo attenzione a non andare troppo in prossimità del nodo
- Questa tipologia di struttura può essere fatta anche in modo continuo. In questo caso solo l'estremità corta viene tagliata mentre quella più lunga viene impiegata per l'intero processo attraverso dei morsi alternati, che vanno dal derma fino a raggiungere un punto della ferita sulla cute. Tale esecuzione è ripetuta per tutta la lunghezza della ferita fino a raggiungerne il punto di fine.
- A questo punto viene eseguito un nodo piano, si va ad afferrare l'ansa leggermente allentata per poi andare a tagliare le estremità rimaste libere.

11.7 Sutura a reticolo

Questa tipologia di tecnica è particolarmente utile quando le ferite necessitano di un accostamento con una tensione notevole. Si presta anche per i tessuti atrofici dove le suture normali non riescono ad unire a regola d'arte i tessuti. È una tecnica che consente di ottenere un rinforzo particolare alla ferita in questo modo i tessuti vengono sostenuti meglio.

Esecuzione:

- Si inizia con delle suture semplici interrotte, queste non vengono fatte attraverso la ferita ma sono posizionate ad un livello parallelo su un lato
- Si devono trovare per tutta la lunghezza del taglio
- Questa procedura viene anche ripetuta sul lato opposto, è importante sottolineare che entrambe le suture presenti in ciascun lato devono essere allineate tra loro
- Adesso le suture semplici e interrotte devono posizionarsi attraverso la ferita, l'ago penetra lo strato superficiale del bordo, da un lato si trova in una posizione laterale rispetto alla sutura che è stata fatta in precedenza
- Riemerge poi dalla superficie profonda per arrivare nel bordo della ferita apposta, dal lato superficiale mantenendosi sempre in una posizione laterale raggiungendo il punto medio della sutura
- Si esegue un nodo piano, successivamente le estremità vengono tagliate facendo attenzione a non avvicinarsi troppo al nodo appena fatto.

11.8 Sutura dermica combinata

Questa particolare tecnica di sutura consente da un lato di risparmiare tempo e dall'altro può essere utilizzata anche nelle ferite profonde che risultano particolarmente strette. Si possono chiudere più strati contemporaneamente mantenendo anche l'estroflessione dei bordi, per certi versi può ricordare la sutura a otto che abbiamo incontrato nel precedente capitolo, ma a differenza di questa presenta un grado di sicurezza maggiore perché i lembi sono accostati decisamente meglio.

Esecuzione:

- L'ago passa attraverso la cute da un lato del bordo della ferita, è importante in questo caso mantenersi ad una distanza minima di 8 mm dal margine
- L'ago riemerge poi all'interno del derma quello più profondo sempre sullo stesso lato, successivamente viene leggermente incrociato in modo da penetrare il derma profondo mantenendosi allo stesso livello sul margine opposto
- L'ago prosegue verso la parte superficiale del derma, ci troviamo sul secondo bordo della ferita mantenendo lo stesso livello del primo bordo
- L'ago riemerge dalla parte profonda della derma sul primo bordo per poi entrare nel derma superficiale del bordo opposto

- In seguito, riemerge attraverso la pelle sempre dello stesso bordo anche qui è importante mantenersi ad una distanza minima di otto millimetri dal margine
- A questo punto l'ago viene invertito per essere inserito attraverso la cute, il margine da tenere a questo punto scende a quattro millimetri
- L'ago emerge per poi essere incrociato e successivamente inserito nella giunzione dermo-epidermica, sempre mantenendo lo stesso livello
- L'ago riemerge attraverso la cute, a questo punto ci troviamo a circa tre millimetri dal margine della ferita
- Infine, si esegue un nodo piano. Le estremità della sutura vengono tagliate cercando di prestare attenzione a non avvicinarsi troppo al nodo appena eseguito.

11.9 Ansa di bloccaggio Kessler

Questa tipologia di sutura viene impiegata in particolar modo per la riparazione dei tendini.

Esecuzione:

- L'ago passa attraverso la parte profonda del tendine per poi raggiungere lo strato superficiale. In questo modo si va a creare il primo morso

- L'ago insieme al materiale da sutura è avvolto attorno al tendine, in modo da creare un'ansa
- Dalla parte superficiale del tendine si prosegue verso la parte più profonda, in questa maniera si forma una chiusura
- L'ago viene riportato dalla parte opposta, ripetendo il processo che va dalla parte profonda a quella superficiale. In questa maniera si viene a formare il morso anche nell'altro lato.
- L'ago viene nuovamente avvolto intorno al tendine cambiando direzione (in questo senso si prosegue nella direzione opposta)
- Ritorna poi nello strato superficiale e poi in quello profondo
- Le estremità dei lati vengono raccolte per la formazione del nodo piano. Si procede al taglio facendo attenzione a non avvicinarsi troppo al nodo che si è appena creato.

11.10 Sutura di Cushing

Questa tipologia di tecnica rappresenta una sutura continua invertita. È particolarmente indicata quando si devono chiudere le incisioni intestinali, in quanto non penetra il lume ma coinvolge solo la parte sierosa, quella muscolare e la sottomucosa.

Esecuzione:

- Si inizia con il primo morso che viene preso in corrispondenza dell'apice della ferita o appena sopra il punto di sutura
- Nelle prime fasi assomiglia ad una sutura semplice continua. L'ago, infatti, penetra la parte superficiale da un lato poi emerge dalla parte profonda nell'altro lato, mantenendo il medesimo livello.
- Si continua con l'esecuzione di un nodo piano dove solamente l'estremità corta viene tagliata
- L'ago poi segue una direzione parallela rispetto all'incisione, da un lato della ferita viene preso un morso (strato superficiale), questo prosegue nello strato profondo per poi riemergere in quello superficiale nello stesso lato, leggermente orientato verso il basso di pochi millimetri rispetto alla linea della ferita.
- L'ago si sposta in direzione del lato opposto, dove si crea un morso di entrata che deve corrispondere a quello di uscita
- Questo processo viene ripetuto in alternanza prima su un lato e poi sull'altro fino ad arrivare al termine della ferita
- Utilizzando l'ansa rimasta sciolta si esegue il nodo piano. I bordi della ferita grazie all'inversione fanno si che il nodo piano risulti sepolto.

11.11 Sutura a sopraggitto

Questa tipologia di sutura viene impiegata quando i bordi presentano una lunghezza diversa, una situazione molto frequente che avviene durante l'inserimento di un lembo. Con questa tecnica si vuole livellare le lunghezze da tutte e due i lati, cercando così anche un miglioramento dal punto di vista estetico.

Esecuzione:

- Si parte dall'apice dove i bordi si incontrano
- Poco sopra l'apice si colloca la sutura singola interrotta, l'ago viene inserito e tolto seguendo una linea perpendicolare alla stessa ferita
- Si esegue un nodo piano, in seguito si procede a tagliare solo il pezzo di estremità più corto
- L'ago ritorna sul bordo più lungo cercando di distanziarsi di circa sei millimetri dalla sutura interrotta
- Viene poi eseguito un morso sul bordo più lungo.
- L'ago viene incrociato nel bordo più corto per poi ritrovarsi ad un livello più profondo
- Adesso l'ago si ritrova più vicino alla sutura interrotta iniziale
- Successivamente si effettua un incrocio sul bordo più lungo in modo da avere un morso largo superficiale

- L'ago poi ripassa nel bordo più corto dove viene eseguito un morso stretto e profondo
- Si procede come una sutura continua fino a quando non si giunge al termine della ferita
- Viene eseguito il nodo piano utilizzando l'ansa lasciata sciolta, le estremità che rimangono si tagliano facendo attenzione a non avvicinarsi troppo al nodo appena eseguito.

11.12 Sutura di Frost

Questa tipologia di sutura viene impiegata nella chirurgia orbitale, grazie a questa tecnica la palpebra inferiore rimane in posizione, in questo modo si previene l'eversione di quella inferiore, un evento molto comune quando si presenta un edema.

Esecuzione:

- L'ago è inserito sotto la parte mediale della palpebra inferiore
- In seguito, emerge nella zona congiuntivale, qui il morso dev'essere stretto di una dimensione massima di tre millimetri.
- È fondamentale riuscire ad evitare il punto lacrimale e il canalicolo.
- L'ago passa poi attraverso la cute per essere rimosso vicino al sopracciglio.

- Si realizza un nodo piano, per poi tagliare le estremità eccedenti.
- Questa tipologia di sutura è utile per sorreggere e dare sostegno alla palpebra inferiore, evitando in questo modo che possa pendere troppo
- Va detto che il nodo (parte superiore) può essere sostituito con delle strisce adesive chirurgiche in modo da riuscire a controllare la tenuta della sutura nel periodo successivo all'operazione.

11.13 Sutura di Bolster

Questa tipologia di sutura viene impiegata per fissare la garza nel sito operatorio. È una tecnica che si presta benissimo per gli innesti perché devono aderire perfettamente alla parte con cui sono connessi. Può altresì fornire un supporto aggiuntivo alle cartilagini dopo un intervento di chirurgia estetica.

Esecuzione:

- Si posizione un pezzo di garza sulla cute, le suture vanno eseguite intorno alla garza come a voler formare un cerchio o una linea immaginaria.
- L'ago si inserisce nella cute tenendo presente le ore del quadrante dell'orologio, in questo caso l'ago entra nella posizione delle ore sei, per poi uscire alle ore nove

- Viene fatto poi un incrocio orizzontale verso le ore tre
- L'ago da questo punto riemerge nelle ore dodici, subito dopo vi è un altro incrocio che termina a ore sei.
- Alla fine, viene eseguito un nodo piano, si procede con il taglio del materiale eccedente, facendo attenzione a non avvicinarsi troppo al nodo.
- Il materiale utilizzato nella sutura consente alla garza di rimanere in posizione, disegnando una X sopra di essa.

CAPITOLO 12
Cura post-intervento

Le ferite suturate richiedono un'attenta cura post-operatoria, questo discorso non si applica a tutte le suture ovviamente ma solo a quelle visibili, quelle interne possono richiedere un controllo da parte del medico, attraverso esami specifici in cui si va a monitorare la corretta legatura a secondo dell'intervento che si è subito.

Le cicatrici chirurgiche fanno parte di un processo cutaneo che dev'essere considerato normale, anche se può presentare delle piccole complessità da non sottovalutare, soprattutto in quei casi in cui ci accorgiamo che qualcosa non va.

Che forma ha una bella cicatrice che sta guarendo nel modo corretto? Le caratteristiche visibili ad occhio nudo ce la fanno apparire come piatta e sottile, con un colore del tutto similare a quello della pelle che la circonda. La cura da tenere dopo l'intervento è essenziale per far sì che la cicatrice rimanga ben formata.

12.1 La medicazione

Dopo aver eseguito la sutura è necessario procedere medicando la ferita per proteggerla da infezioni, dalla polvere o da qualsiasi contaminazione. Per una corretta medicazione è bene fare attenzione ai punti elencati qui di seguito:

- Le garze non vanno mai applicate perché il tessuto si può attaccare alle secrezioni della ferita, se non vengono tolte subito, quando la secrezione si secca la loro rimozione risulta molto dolorosa
- Tendenzialmente si utilizzano le garze impregnate di paraffina o di altre soluzioni, se non si hanno a disposizione questa tipologia di garze si utilizza un unguento medico sulla pelle e poi si mette la garza come protezione
- La garza è mantenuta in posizione dal nastro chirurgico
- Per quanto riguarda gli innesti cutanei, viene fissato un cuscinetto di garza direttamente sopra l'innesto in modo da farlo aderire bene

12.2 Cura della ferita

- Durante le prime 24 ore è importante tenere la ferita asciutta e pulita

- Se non fuoriesce del sangue o del liquido strano non si devono toccare le medicazioni per i primi due giorni
- Dopo i primi due giorni la ferita può essere pulita con l'ausilio di una soluzione salina o con della semplice acqua e sapone, dopo la detersione va applicata una pomata con proprietà antibiotiche, che va messa secondo le disposizioni del medico

12.3 La rimozione delle suture

Le suture che si riassorbono non vengono rimosse, quelle non riassorbibili dopo un determinato periodo di tempo devono essere rimosse. Il tempo varia in base alla tipologia della ferita e alla sua posizione. Le zone del corpo dove vi è un buon apporto di sangue tendono a guarire più velocemente rispetto a quelle dove il sangue è più scarso. In via generale è consigliato seguire le regole riportate qui sotto:

- Le suture sul viso possono essere rimosse nel giro di tre giorni
- Le suture eseguire sul cuoio capelluto possono essere rimosse nel giro di cinque giorni
- Le suture all'addome possono essere rimosse in dieci giorni circa

- Le suture che coinvolgono l'arto superiore vicino all'inguine, o quelle nella cavità orale richiedono all'incirca una settimana
- Le suture posizionate nella zona dorsale, negli arti o nella parte bassa del tronco possono essere rimosse in un massimo di quindici giorni

Le suture devono essere tolte con l'ausilio di questa tecnica:

- La ferita va pulita con una garza contenente della soluzione salina, in questo modo si procede alla rimozione del tessuto cicatriziale e del sangue incrostato
- Con la pinza dei tessuti si solleva un piccolo tratto della sutura, con le forbici da sutura si taglia l'estremità del materiale vicino al nodo
- Con il forcipe si inizia a tirare con delicatezza il nodo, in questo modo il materiale si sfila dal tessuto
- Questa procedura va ripetuta fino alla rimozione di tutte le suture
- Per quelle continue non basta tagliare vicino al nodo, ogni ansa dev'essere tagliata e rimossa da sola
- Se si vuole rimuovere le suture sottocutanee, si deve tagliare il nodo dell'apice da tutte e due le estremità, asportando poi la sutura.

12.4 Il processo di guarigione

Il processo di guarigione avviene in tre fasi che si sviluppano nel corso del tempo:

- **La fase di emostasi** riguarda la prima parte del processo, inizia appena ci facciamo o subiamo una lesione, il suo scopo principale è quello del controllo dell'emorragia, limitando la proliferazione o l'ingresso di microorganismi che possono comportare un peggioramento. Con la formazione del coagulo il sanguinamento si blocca mentre nel corpo avvengono una serie di reazioni volte a limitare un eventuale infezione. Tutto questo dipende anche dalla tipologia di ferita. L'intera fase di emostasi può richiedere dai quattro fino ai sei giorni.
- **La fase infiammatoria** comincia dopo che è avvenuta la lesione, vi è anche un coinvolgimento del sistema immunitario con lo scopo di prevenzione delle infezioni. Vengono prodotte le fibre di collagene e l'elastina. L'aspetto della cicatrice è leggermente arrossato, inoltre, il paziente può avvertire una fastidiosa sensazione pruriginosa. Questa fase specifica può durare fino a sei settimane
- **La fase di costruzione** inizia quando la ferita ha completato la sua chiusura, si modella e assume una forma piatta grazie all'intervento dell'elastina. La pelle diviene più chiara mentre il tessuto riprende la

sua forma ammorbidendosi e spianandosi. Questa fase può durare da qualche mese fino ai due anni

L'equilibrio tra le varie fasi è molto importante perché conduce alla guarigione finale senza che vi siano interruzioni dovute a dei processi infettivi o infiammatori. Il problema della guarigione non è rappresentato solo dalle infezioni ma anche dallo stato della cicatrice, se guarisce in maniera alterata si possono formare delle cicatrici **ipertrofiche o dei cheloidi.**

Tale condizione patologica ha un'origine genetica anche se colpisce in particolar modo le pelli più giovani perché presentano un maggiore grado di reattività. Le aree del corpo più soggette sono:

- Il viso
- I pettorali
- La schiena
- Il collo
- La zona alta delle braccia

La cicatrice ipertrofica ha un aspetto in rilievo e viene prodotta a causa di un eccesso di collagene, i principali sintomi sono il prurito. La guarigione nella maggior parte dei casi avviene per una regressione spontanea.

La cicatrice cheloide ha un aspetto decisamente antiestetico dovuto alla sua irregolarità, è formata dal tessuto cicatriziale, può estendersi oltre i confini della stessa lesione e molto spesso provoca un forte prurito associato al dolore. Rispetto a quella ipertrofica non presenta alcuna regressione spontanea e può in certi casi richiedere delle infiltrazioni farmacologiche come quelle di cortisone, in quelli più gravi si rende necessaria l'asportazione chirurgica.

Entrambe le cicatrici sono classificate come dei disturbi anomali del processo di guarigione che è avvenuto in modo anomalo. Il processo di cicatrizzazione viene influenzato sia da fattori esterni che genetici. Per una corretta modulazione della risposta infiammatoria è indispensabile intervenire fin dalle prime fasi della cicatrizzazione.

Le cicatrici patologiche sia per il loro aspetto, i sintomi e le complicanze che ne possono sorgere riescono ad influenzare negativamente la qualità della vita in molti aspetti. Pertanto, la prevenzione è bene che cominci subito dopo l'intervento chirurgico.

La deiscenza della ferita si può generare per un'infezione ma non è possibile escludere anche altre cause non di natura infettiva. Si può giungere alla deiscenza per un posizionamento scorretto, in questo caso se non vi è infezione e non sono trascorse ventiquattro ore è possibile rifare la sutura. Se questo non è possibile bisogna permettere alla ferita di guarire in maniera spontanea.

Il periodo dopo la rimozione dei punti può essere molto doloroso, al punto che la ferita può apparire arrossata, gonfia e dolente. L'adozione di alcuni comportamenti può agevolare l'intero processo di guarigione.

- La disinfezione

È importantissimo detergere la ferita con dei prodotti disinfettanti per scongiurare l'insorgenza delle infezioni.

- Utilizzo di creme o cerotti con silicone

L'utilizzo di questi prodotti specifici è in grado li limitare gli stiramenti della pelle, che risulta più morbida e meno pruriginosa. A seconda della situazione clinica e del soggetto va consigliato il prodotto specifico.

- Utilizzo dei dermocosmetici

Questi prodotti non vanno impiegati prima che sia passato un mese dall'intervento, una volta che la ferita si è ben asciugata la si deve massaggiare almeno due volte al giorno con dei prodotti appositi (nel fare i massaggi è consigliato seguire il senso della cicatrice). Sono da preferire le creme che vanno a stimolare la formazione dell'epitelio.

La ferita dev'essere protetta e per evitare un'eccessiva pigmentazione è consigliato non esporla al sole per almeno sei mesi. È importante fare attenzione ala temperatura, il caldo eccessivo o il troppo freddo possono comportare degli effetti poco piacevoli. I tessuti devono lasciare traspirare la pelle il più possibile, sono da preferire quelli morbidi e naturali a quelli sintetici.

Ci sono delle creme che grazie alle loro proprietà antiinfiammatorie e antimicrobiche si presentano come tra le più indicate per un approccio naturale. Questi trattamenti sono utili per qualsiasi tipologia di cicatrice, a prescindere dall'età del paziente o dalle dimensioni della stessa. Quelli più utilizzati sono:

L'estratto di allium: trattasi di un gel contenente un estratto alla cipolla, questo vegetale possiede delle grandi proprietà antiinfiammatorie e antimicrobiche. Viene impiegato insieme all'allantoina, un ingrediente prezioso dalle proprietà idratanti e lenitive. Questa combinazione naturale interviene per contrastare la formazione delle cicatrici patologiche e aiuta a risolvere anche quelle esistenti.

Il gel all'aloe vera: l'aloe vera è ricca di sostanze rigenerative, quelle maggiormente responsabili della cicatrizzazione sono senza dubbio la vitamina C, i polisaccaridi, lo zinco. L'azione sinergica di questi elementi coadiuva la formazione del nuovo collagene. L'utilizzo di questo gel permette una guarigione rapida delle ferite unita ad un efficace processo di cicatrizzazione. Inoltre, la pelle rimane elastica e meno soggetta agli stiramenti.

L'olio Ozonizzato: questa tipologia di olio è in grado di accelerare il processo di guarigione, aumentando l'azione dei fibroblasti. Anche il processo di infiammazione risulta notevolmente ridotto. Ne consegue che l'utilizzo di quest'olio o di creme che contengono lo stesso principio attivo, è un valido aiuto per la riformulazione dell'epitelio aiutando la guarigione fisiologica del corpo.

CONCLUSIONI

Non è mai facile scrivere questa parte di un testo, le conclusioni di per sé invitano a fare dei bilanci, ho voluto racchiudere in questo libro una panoramica attorno al tema delle suture, credo che non si possa avere una sola conoscenza dei "punti" senza un adeguato contesto.

Prima di capire l'utilizzo dei vari strumenti e come muoversi è indispensabile a mio avviso la comunicazione con il paziente, oggi l'approccio della medicina è cambiato, in un certo senso è diventata molto più umana di quello che era in passato.

Ascoltare chi abbiamo di fronte è fondamentale per poi creare un adeguato quadro terapeutico d'intervento. Nel corso del testo oltre a questi aspetti ho voluto esplorare diversi campi che trovo strettamente collegati al tema del libro, tra di questi vi è l'anestesia, in quanto non vi consiglio un intervento senza anestesia!

Soprattutto oggi dove si tende a dare un'importanza al dolore, se fino a più di un secolo fa questa sensazione fortificava, in questi ultimi decenni è nata anche una branca della medicina che si occupa della gestione del dolore, data la sua importanza. L'anestesia permette al medico di intervenire in tutta tranquillità senza doversi preoccupare di altro.

Per eseguire una sutura è necessario conoscere i ferri del mestiere, la loro manutenzione, tutti i processi di sterilizzazione comprendendo anche le norme che disciplinano la pratica. Dopo aver imparato ad eseguire le suture base e le varie tipologie di nodi, vi è una sezione dedicata a quelle più avanzate che vengono eseguite in casi particolari e con un certo livello di esperienza chirurgica.

Oltre alle varie dinamiche dell'intervento bisogna conoscere le possibili infezioni e come trattarle e soprattutto quali sono gli agenti che le causano, a dispetto di quello che si può pensare la maggior parte di loro viene contratta proprio in ospedale dopo aver subito un intervento, la ragione è abbastanza semplice se si considera che il fisico è più debole e questi organismi possono appropriarsi di uno spazio che non gli compete.

Mi auguro come autore che abbiate trovato questo mio lavoro di ricerca interessante e che sia motivo di ulteriori approfondimenti, studi e ricerche, considerando anche il fatto che la conoscenza medica è in continua evoluzione.

TEST DI AUTOVALUTAZIONE

In questo capitolo attraverso una serie di domande è possibile mettersi alla prova in modo da verificare le proprie conoscenze su questa materia. I test valutativi sono particolarmente utili perché ci permetto di capire gli argomenti che abbiamo interiorizzato bene, da quelli che risultano più deboli.

1. Quale tra le dimensioni proposte di materiale da sutura è utile in un intervento di microchirurgia?

A. 2-0
B. 4-0
C. 6-0
D. 10-0

2. Quale tipologia di ago si presta maggiormente per i tessuti delicati?

A. Tagliente
B. Taglio inverso
C. Corpo rotondo e punta smussata
D. Corpo rotondo affusolato

3. Cosa migliora la manipolazione del materiale?

A. Basso coefficiente di attrito
B. Alto coefficiente di attrito
C. Duttilità Flessibilità

4. Quale di queste proprietà deve possedere un materiale per evitare un allentamento delle suture

A. Plasticità
B. Memoria
C. Elasticità
D. Duttilità

5. Quale dei seguenti materiali da sutura non è appropriato in un supporto dermico prolungato?

A. Nylon
B. Poliglecaprone
C. Polipropilene
D. Polidiossanone

6. Quale tra questi materiali da sutura è appropriato in zone inclini al gonfiore?

A. Nylon
B. Polidiossanone
C. Poliglactina
D. Polipropilene

7. Quale tra questi materiali non provoca reazioni infiammatorie?

A. Polidiossanone
B. Nylon
C. Catgut
D. Acido poliglicolico

8. Il nome dell'agente antimicrobico utilizzato nella poliglactina rivestita?

A. Clorexidina
B. Triclosan
C. Penicillina
D. Metronidazolo

9. Qual è il metodo più consono per posizionare l'ago nel porta aghi?

A. Nella cruna
B. A metà della distanza dalla cruna
C. A due terzi della distanza dalla cruna
D. A un terzo della distanza dalla cruna

10. Quale tra questi materiali impiega più tempo per essere assorbito?

A. Catgut
B. Poliglactina
C. Acido poliglicolico
D. Polidiossanone

11. In quale tra queste situazioni non è consigliata la sutura?

A. Chiusura delle ferite nella cartilagine alare del naso
B. Riparazione del labbro leporino
C. Fissazione dei drenaggi
D. Riparazione dei nervi

12. Qual è il metodo più idoneo per la sutura?

A. Dal tessuto fisso a quello mobile
B. Dal tessuto mobile a quello fisso
C. Dal tessuto superficiale a quello profondo
D. Dal tessuto spesso a quello sottile

13. Qual è la distanza ideale di un morso dal bordo della ferita?

A. 2 mm
B. 10 mm
C. 3 mm
D. 5 mm

14. Qual è il movimento ideale dell'ago da sutura?

A. In un'unica linea retta
B. Lungo il contorno della ferita
C. Lungo la curvatura dell'ago
D. Parallelamente alla ferita

15. Qual è il nome della prima ansa del nodo?

A. Ansa di sicurezza
B. Ansa di avvicinamento
C. Nodo a chiodo
D. Mezzo nodo

16. Quale elemento non influisce sulla sicurezza del nodo?

A. Materiale da sutura
B. Diametro della sutura
C. Tecnica chirurgica
D. Numero di giri

17. Dopo aver posizionato l'ansa finale, in quale direzione devono essere tirate le estremità libere?

A. Verticale
B. Orizzontale
C. Ad angolo acuto
D. Ad angolo ottuso

18. Quale tra questi è il nodo più debole?

A. Nodo quadrato
B. Nodo dell'asino
C. Nodo del chirurgo
D. Nodo piano

19. Quale tra questi nodi può essere utilizzato per legare i grossi vasi sanguigni?

A. Nodo di Aberdeen
B. Nodo quadrato
C. Nodo di Miller
D. Nodo del chirurgo

20. Quale tra questi nodi può essere utilizzato per la sutura endoscopica?

A. Nodo di Aberdeen
B. Nodo forwarder
C. Nodo Delimar
D. Nodo di Miller

21. Quale dei seguenti nodi non è da preferire per le suture continue?

A. Nodo di Aberdeen
B. Mezzo nodo di sangue
C. Nodo scorsoio
D. Nodo forwarder

22. Quando viene utilizzato il nodo del chirurgo?

A. Chiusura della ferita in tensione
B. Legatura di vasi sanguigni di grosso calibro
C. Sutura continua
D. Sutura endoscopica

23. Quale tecnica viene impiegata nel pronto soccorso?

A. Sutura semplice continua
B. Sutura a materassaio verticale
C. Sutura semplice interrotta
D. Sutura a materassaio verticale

24. Il punto donati è?

A. Sutura materassaio orizzontale
B. Sutura semplice continua
C. Sutura continua incrociata
D. Sutura materassaio verticale

25. Quale tra queste suture presenta il minor rischio di formazione dei tratteggi?

A. Semplice continua
B. Semplice interrotta
C. Materassaio verticale
D. Materassaio orizzontale

26. Con quale tecnica si sigillano i difetti intestinali?

A. Sutura incrociata
B. Sutura a borsa di tabacco
C. Ansa di bloccaggio di Kessler
D. Sutura sottocutanea

27. Quale tecnica consente sia una buona emostasi che un'estetica ma non è sicura?

A. Sutura sottocutanea
B. Sutura incrociata
C. Sutura a borsa di tabacco
D. Sutura di scarico

28. Dopo quanti giorni, possono essere rimosse le suture a carico dell'arto superiore?

A. 3
B. 5
C. 7
D. 9

BIBLIOGRAFIA

Adams B, Anwar J, Wrone DA, Alam M. Techniques for cutaneous sutured closures: variants and indications. Semin Cutan Med Surg. 2003

Alfred Cuschieri, Zoltan Szabo, A. Pietrabissa. Chirurgia mininvasiva. Nodi e suture in chirurgia mininvasiva. Utet. 1997

Apoorva Sharma, Mayur Kaushik, Mrinalini Agarwal. Materiali e tecniche di sutura. Edizioni Sapienza 2021

Brandt MT, Jenkins WS. Suturing principles for the dentoalveolar surgeon. Dental Clinics. 2012

Brown RP: Knotting technique and suture materials. Br J Surg 1992

Casparian JM, Monheit GD. Surgical pearl: The winch stitch—a multiple pulley suture. Journal of the American Academy of Dermatology. 2001

Claudio Menon. Suture in pronto soccorso. Edizioni medico scientifiche. 2014

Clark A. Understanding the principles of suturing minor skin lesions. Nursing Standard. 2004

Connolly KL, Albertini JG, Miller CJ, Ozog DM. The suspension (Frost) suture: experience and applications. Dermatologic Surgery. 2015

Chu CC. Classification and general characteristics of suture materials. Wound Closure Biomaterials and Devices. 1997

Dino Felisati. L'uomo venuto dal ghiaccio. Marsilio, 2018

D. Felisati, G. Sperati "Pazienti celebri" Società Italiana Laringologica e Ch.C.F. Torino, 2008

Lakshmanadoss U, Wong WS, Kutinsky I, Khalid MR, Williamson B, Haines DE. Figure-of-eight suture for venous hemostasis in fully anticoagulated patients after atrial fibrillation catheter ablation. Indian Pacing Electrophysiol J. 2017

Luigi Cecchi. Suture e lame chirurgiche in odontoiatria. Martina. 2004

Marc G. Pick. Cranial Sutures: Analysis, Morphology & Manipulative Strategies: Analysis, Morphology and Manipulative Strategies, Eastland Pr. 1999

Marco Borsetti, Mario Boltri, Guido Borsetti. Le suture estetiche. Atlante chirurgico e linee guida. Centro Scientifico Editore. 2007

Moody BR, McCarthy JE, Linder J, Hruza GJ. Enhanced cosmetic outcome with running horizontal mattress sutures. Dermatol Surg. 2005

Moy RL, Lee A, Zalka A. Commonly used suture materials in skin surgery. Am Fam Physician. 1991

Moy RL, Waldman B, Hein DW. A review of sutures and suturing techniques. The Journal of dermatologic surgery and oncology. 1992

Nelson, WJ. Guide to Suturing: Section IIB Instrumentation. Journal of Oral and Maxillofacial Surgery. 2015

Renzo Dionigi. Chirurgia. Basi teoriche e chirurgia generale-Chirurgia specialistica: 1-2. Edra. 2017

Richey ML, Rose SC: Assessment of knot security in continuous intradermal wound closures. J Surg Res 2005

Sandro Siervo, Luisa Lorenzini. Tecniche di sutura in chirurgia orale. Quintessenza.

Sadick NS, D'amelio DL, Weinstein C. The modified buried vertical mattress suture: a new technique of buried absorbable wound closure associated with excellent cosmesis for wounds under tension. The Journal of dermatologic surgery and oncology. 1994

Samiksha Sharma, Vikas Jindal, Amit Goel. Suture un rimedio temporaneo ma una riparazione permanente: La sutura è un'impresa indiscutibile nel campo della medicina chirurgica che favorisce la riparazione dei tessuti grazie a nuovi progressi. Edizioni sapienza. 2021

Silver E, Wu R, Grady J, Song L. Knot Security- How is it Affected by Suture Technique, Material, Size, and Number of Throws? J Oral Maxillofac Surg 2016

Taylor H, Grogono AW. The constrictor knot is the best ligature. Ann R Coll Surg Engl. 2014

Yotsumoto T, Mori R, Uchio Y. Optimum locations of the locking loop and knot in tendon sutures based on the locking Kessler method. Journal of orthopaedic Science. 2005

Kouba DJ, Miller SJ. “Running Pleated” Suture Technique Apposes Wound Edges of Unequal Lengths. Dermatologic surgery. 2006

Zuber TJ. The mattress sutures: vertical, horizontal, and corner stitch. Am Fam Physician. 2002 Alam M, Goldberg LH. Utility of fully buried horizontal mattress sutures. J Am Acad Dermatol. 2004

Soluzione al test di valutazione:

1. D
2. C
3. B
4. C
5. B
6. D
7. C
8. B
9. D
10. C
11. A
12. B
13. D
14. C
15. B
16. C
17. B
18. B
19. B
20. D
21. B
22. D
23. C
24. D
25. A

26. B
27. B
28. C

www.ingramcontent.com/pod-product-compliance
Lightning Source LLC
LaVergne TN
LVHW010928051026
849532LV00003B/896
* 9 7 9 8 2 0 1 2 4 0 5 7 8 *